全国普通高等中医药院校药学类专业第三轮规划教材

药理学实验 （第3版）

（供中药学、药学、制药技术、制药工程、中医学、
中西医结合、临床医学及相关专业使用）

主　编　周玖瑶　曾　南
副主编　张　峰　王志琪　黄丽萍　崔广智　王　斌　田先翔
编　者　（以姓氏笔画为序）

王　靓（安徽中医药大学）　　　　　王　斌（陕西中医药大学）

王志琪（湖南中医药大学）　　　　　王芙蓉（山东中医药大学）

方　芳（北京中医药大学）　　　　　田先翔（湖北中医药大学）

代　蓉（云南中医药大学）　　　　　刘　蓉（成都中医药大学）

杜丽东（甘肃中医药大学）　　　　　李红艳（辽宁中医药大学）

杨若聪（成都中医药大学）　　　　　杨德森（湖北中医药大学）

张　峰（南京中医药大学）　　　　　张跃文（河南中医药大学）

陈思敏（成都中医药大学）　　　　　林国彪（广西中医药大学）

周　园（广州中医药大学）　　　　　周玖瑶（广州中医药大学）

南丽红（福建中医药大学）　　　　　钱海兵（贵州中医药大学）

黄丽萍（江西中医药大学）　　　　　崔广智（天津中医药大学）

蒋苏贞（广州中医药大学）　　　　　曾　南（成都中医药大学）

熊天琴（广州中医药大学）

中国健康传媒集团

中国医药科技出版社 · 北京

内 容 提 要

本教材为"全国普通高等中医药院校药学类专业第三轮规划教材"之一。全书共 13 章，系统地介绍了药理学实验的基本知识和实验设计的基本原理，包括 54 个药理学教学中的常用基本实验，新药药理研究的基本要求和生物检定的基础知识、实验设计训练。实验性质既有验证性实验、作用机制分析，又有设计和综合性实验。所选实验方法可靠、重现性好。本教材主要作为高等中医药院校中药学、药学、制药技术、制药工程、中医学、中西医结合、临床医学等专业教学使用，也可供药理学工作者参考。

图书在版编目（CIP）数据

药理学实验/周玖瑶，曾南主编. —3 版. —北京：中国医药科技出版社，2023.12（2025.7 重印）.
全国普通高等中医药院校药学类专业第三轮规划教材
ISBN 978 – 7 – 5214 – 3976 – 2

Ⅰ. ①药…　Ⅱ. ①周…　②曾…　Ⅲ. ①药理学 – 实验 – 中医学院 – 教材　Ⅳ. ①R965.2

中国国家版本馆 CIP 数据核字（2023）第 140207 号

美术编辑　陈君杞
版式设计　友全图文

出版　**中国健康传媒集团** | 中国医药科技出版社
地址　北京市海淀区文慧园北路甲 22 号
邮编　100082
电话　发行：010 – 62227427　邮购：010 – 62236938
网址　www.cmstp.com
规格　889 × 1194mm $\frac{1}{16}$
印张　7 $\frac{1}{2}$
字数　210 千字
初版　2015 年 1 月第 1 版
版次　2024 年 1 月第 3 版
印次　2025 年 7 月第 3 次印刷
印刷　北京金康利印刷有限公司
经销　全国各地新华书店
书号　ISBN 978 – 7 – 5214 – 3976 – 2
定价　39.00 元

获取新书信息、投稿、为图书纠错，请扫码联系我们。

出版说明

"全国普通高等中医药院校药学类专业第二轮规划教材"于2018年8月由中国医药科技出版社出版并面向全国发行，自出版以来得到了各院校的广泛好评。为了更好地贯彻落实《中共中央　国务院关于促进中医药传承创新发展的意见》和全国中医药大会、新时代全国高等学校本科教育工作会议精神，落实国务院办公厅印发的《关于加快中医药特色发展的若干政策措施》《国务院办公厅关于加快医学教育创新发展的指导意见》《教育部　国家卫生健康委　国家中医药管理局关于深化医教协同进一步推动中医药教育改革与高质量发展的实施意见》等文件精神，培养传承中医药文化，具备行业优势的复合型、创新型高等中医药院校药学类专业人才，在教育部、国家药品监督管理局的领导下，中国医药科技出版社组织修订编写"全国普通高等中医药院校药学类专业第三轮规划教材"。

本轮教材吸取了目前高等中医药教育发展成果，体现了药学类学科的新进展、新方法、新标准；结合党的二十大会议精神、融入课程思政元素，旨在适应学科发展和药品监管等新要求，进一步提升教材质量，更好地满足教学需求。通过走访主要院校，对2018年出版的第二轮教材广泛征求意见，针对性地制订了第三轮规划教材的修订方案。

第三轮规划教材具有以下主要特点。

1.立德树人，融入课程思政

把立德树人的根本任务贯穿、落实到教材建设全过程的各方面、各环节。教材内容编写突出医药专业学生内涵培养，从救死扶伤的道术、心中有爱的仁术、知识扎实的学术、本领过硬的技术、方法科学的艺术等角度出发与中医药知识、技能传授有机融合。在体现中医药理论、技能的过程中，时刻牢记医德高尚、医术精湛的人民健康守护者的新时代培养目标。

2.精准定位，对接社会需求

立足于高层次药学人才的培养目标定位教材。教材的深度和广度紧扣教学大纲的要求和岗位对人才的需求，结合医学教育发展"大国计、大民生、大学科、大专业"的新定位，在保留中医药特色的基础上，进一步优化学科知识结构体系，注意各学科有机衔接、避免不必要的交叉重复问题。力求教材内容在保证学生满足岗位胜任力的基础上，能够续接研究生教育，使之更加适应中医药人才培养目标和社会需求。

3.内容优化，适应行业发展

教材内容适应行业发展要求，体现医药行业对药学人才在实践能力、沟通交流能力、服务意识和敬业精神等方面的要求；与相关部门制定的职业技能鉴定规范和国家执业药师资格考试有效衔接；体现研究生入学考试的有关新精神、新动向和新要求；注重吸纳行业发展的新知识、新技术、新方法，体现学科发展前沿，并适当拓展知识面，为学生后续发展奠定必要的基础。

4.创新模式，提升学生能力

在不影响教材主体内容的基础上保留第二轮教材中的"学习目标""知识链接""目标检测"模块，去掉"知识拓展"模块。进一步优化各模块内容，培养学生理论联系实践的实际操作能力、创新思维能力和综合分析能力；增强教材的可读性和实用性，培养学生学习的自觉性和主动性。

5.丰富资源，优化增值服务内容

搭建与教材配套的中国医药科技出版社在线学习平台"医药大学堂"（数字教材、教学课件、图片、视频、动画及练习题等），实现教学信息发布、师生答疑交流、学生在线测试、教学资源拓展等功能，促进学生自主学习。

本套教材的修订编写得到了教育部、国家药品监督管理局相关领导、专家的大力支持和指导，得到了全国各中医药院校、部分医院科研机构和部分医药企业领导、专家和教师的积极支持和参与，谨此表示衷心的感谢！希望以教材建设为核心，为高等医药院校搭建长期的教学交流平台，对医药人才培养和教育教学改革产生积极的推动作用。同时，精品教材的建设工作漫长而艰巨，希望各院校师生在使用过程中，及时提出宝贵意见和建议，以便不断修订完善，更好地为药学教育事业发展和保障人民用药安全有效服务！

数字化教材编委会

主　编　周玖瑶　曾　南
副主编　张　峰　王志琪　黄丽萍　崔广智　王　斌　田先翔
编　者　(以姓氏笔画为序)

王　靓（安徽中医药大学）　　　　王　斌（陕西中医药大学）

王志琪（湖南中医药大学）　　　　王芙蓉（山东中医药大学）

方　芳（北京中医药大学）　　　　田先翔（湖北中医药大学）

代　蓉（云南中医药大学）　　　　刘　蓉（成都中医药大学）

杜丽东（甘肃中医药大学）　　　　李红艳（辽宁中医药大学）

杨若聪（成都中医药大学）　　　　杨德森（湖北中医药大学）

张　峰（南京中医药大学）　　　　张跃文（河南中医药大学）

陈思敏（成都中医药大学）　　　　林国彪（广西中医药大学）

周　园（广州中医药大学）　　　　周玖瑶（广州中医药大学）

南丽红（福建中医药大学）　　　　钱海兵（贵州中医药大学）

黄丽萍（江西中医药大学）　　　　崔广智（天津中医药大学）

蒋苏贞（广州中医药大学）　　　　曾　南（成都中医药大学）

熊天琴（广州中医药大学）

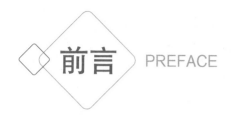

前言 PREFACE

　　本教材是根据《国家中长期教育改革和发展规划纲要》和《教育部关于"十四五"普通高等教育本科教材的若干意见》精神，为促进药学高等教育与行业的同步发展，组织全国普通高等中医药院校从事一线教学的专家、教师联合编写而成。本教材以提高药学类专业人才培养质量、突出教材行业特性为核心，吸取国内外有关实验教材的优点，在确保专业基础知识准确无误的前提下，注意融入行业标准及相关知识进展或背景的介绍。教材内容能满足学生对于"三基"的掌握，符合"思想性、科学性、先进性、启发性、适用性"要求，具有三特定（特定对象、特定要求、特定限定）的特点。

　　与上版教材相比，本版教材对相关实验的格式规范性进行统一，特别结合各校实验教学的实践，对相关实验内容（如试剂、方法、注意事项等）作了修正，具有格式简明、内容合理可行等特点，对药理学实验的教学具有更好的指导作用。本教材既可作为全国医药院校中药学类、药学类、中医学及中西医结合等专业的药理学实验教学用书，也可作为新药药理研究参考用书。

　　本教材的编写，在各参编院校的大力支持下，在各位编者的积极工作、认真负责、鼎力相助下，如期顺利完成，在此，致以衷心感谢！由于编写时间仓促，书中难免有不尽完善之处，敬请药理学前辈、同行专家赐教和指正，希望广大读者提出宝贵意见，以便在重印再版时修正。

编　者

2023 年 10 月

CONTENTS 目录

第一章　实验研究的基本要求

药理学是一门以实验为基础的医学桥梁学科，实验教学是其教学工作中的重要组成部分。药理学实验课的目的在于通过实验，使学生掌握进行药理学实验的基本方法，验证药理学中的重要基本理论，更牢固地掌握药理学的基本概念和基本知识。并且，在实验课中培养学生对科学工作的严谨态度和实事求是的作风，使学生通过系统学习和实验技能训练，初步具备客观观察、独立思考、科学思维、实验设计、综合分析和解决问题的科研能力。

为达到上述目的，要求做到下列事项。

1. 实验前须做到

（1）仔细阅读实验指导，了解实验目的、要求、方法和操作步骤，领会其设计原理。

（2）结合实验内容，复习有关药理学和生理学等方面理论知识，达到充分理解。

（3）根据理论知识，能推理和预期实验结果、估计可能发生的问题。

2. 实验中应做到

（1）将实验器材妥善安排，正确安装和调试实验装置。

（2）严格按照实验指导书上的步骤进行操作，准确计算给药量，防止出现差错意外。

（3）认真、细致地观察实验过程中出现的现象，准确记录药物反应的出现时间、表现以及最后转归，联系课堂讲授内容进行分析思考。

（4）注意保持实验室环境整洁安静、保护自身安全、节约实验材料。

3. 实验后要做到

（1）整理实验结果，经过分析思考，写出实验报告，按时交给指导教师。

（2）整理实验器材，洗净擦干，如数完好归还。将存活和死亡动物分别送至指定处所。

（3）做好实验室的清洁卫生工作。

▷ 第一节　实验设计的基本原则

药理学实验是在整体动物、离体器官或细胞水平上进行的科学研究，其目的是阐明药物的作用或机制。在实验过程中，各种非处理因素，如动物个体差异、实验条件、仪器设备或实验操作误差等均会不同程度影响实验结果，使处理因素（如药物）的效应不容易充分显示出来。因此，要获得真实可靠的实验结果，必须严格遵循实验设计的三大原则，即重复、随机、对照，精心设计实验，避免各种误差和偏性干扰，以最经济、简便和可靠的方法，在最短时间内揭示出处理因素的效应，达到事半功倍的效果。

一、重复

重复是实验设计的首要原则，即指可靠的实验结果，应能在相同的实验条件下重复出来。它包括两重含义：重复数和重现性。重复数即指动物或器官的个体数，统计学中称为"样本数"；重现性即指在相同条件、相同材料及相同模型上进行的实验，结果可稳定地重复出来。实验的重复数（样本数）是保证重现性的基本条件。为了达到某一重现性，必须有相应适当的重复数，样本数过少不行，样本数过多则会耗时费工，不符合节约的原则。因此，应在保证获得可靠结论的前提下，确定最少的样本例数。

样本数大小与药效强度、生物的个体差异、指标的变异系数、实验方法的精确性有关。药效作用强或两组药效差别大则样本数可小，反之，药效作用弱或两组药效差别小则应增加样本数。生物的个体差异小或检测指标的变异系数小，即该指标稳定，数据稍有变化即有显著统计学意义，只要很小样本量就可达到显著性差别；反之，如果生物的个体差异大或检测指标的变异系数大，则会使指标的变化被自身变异所遮盖，需要增大样本量才能使之区分。实验质量越高、方法精确可靠、误差小，则所需例数越少，但不能少于药物实验的基本例数（实验动物的基本例数要求见表1-1）。

表1-1 计量和计数实验动物的基本例数要求

动物种类	计量资料（例）	计数资料（例）
小动物（小鼠、大鼠、鱼、蛙）	10	30
中动物（豚鼠、兔）	6	20
大动物（犬、猫、猴、羊）	5	10

二、随机

不论是抽样还是分组，都必须遵守随机化原则。在抽样时，必须使总体中每一个体都有被抽到的机会，这样所抽的样本对总体就会有较好的代表性。同样，在决定实验对象接受何种处理（分组、用药等）时，必须使每个实验对象都有相同的机会接受某种分配和处理，这样可以消除研究者主观因素或其他因素对结果的影响。但随机的前提是实验对象应具备一定的均衡性（如性别、体重、遗传背景等）。因此，在实验中，我们要求各组除处理因素（如受试药物、疗法）外，其他条件都应完全一致。目的在于尽量减少由于动物的年龄、性别、体重、仪器的性能、实验操作、环境及其他因素对实验结果准确性的影响。随机化是一种最简单、方便、经济的均衡非处理因素的方法，使各组非处理因素基本一致，各组间具有可比性，从而提高显著性检验的灵敏度。

随机并不是随便，也不是随意。原始而简单的随机方法有抽签法、掷硬币法。标准的随机方法是依据随机数字表进行分组和抽样。随机数字表是由计算机生成的随机数字组成，其中每个位置上出现哪一个数字是等概率的。利用随机数字表抽取样本可保证每个个体被抽取的概率相等。在此基础上，随机分组的方法包括以下几种。

1. 完全随机分组 把动物全部编号，从随机数字表中任取一段数字，依次与编号动物匹配，然后按奇偶数（分2组时）或除以组数后的余数（分3组或以上时）进行分组。若每组动物数不整齐时，继续随机调整，使每组动物数均等。此法简单，主要适用于单因素大样本实验，但若实验条件、环境、实验动物差异较大时，不宜采用此种分组方法。

2. 配对随机分组 按照性别、体重及其他条件将动物每两只匹配，分成若干对，然后将每对动物随机分配到两组中。这样两组动物数相等且差异性最小。

3. 随机区分组 是配对设计的扩大，将动物分成3组以上时适用。先将动物按易区分且对实验影响较大的非处理因素（如性别、体重等）分成若干个区组后，再给每个区组中的动物编号，把每区组内的动物随机分配至各实验组去。该方法可使各组间的非处理因素基本均衡，是药理学实验中常用的方法。

三、对照

对照是科研对比的基础，没有对照就没有比较、没有鉴别。比如，某种药物治疗某一疾病的患者100例，痊愈率是100%，但并不能就此得出该药全部治愈的结论，因为患者可能自行痊愈。因此，要判断某种药物的效果，必须与相应的非治疗组进行比较。

对照应符合齐同可比的原则，即指除了要考察的一种实验处理因素（如药物的种类、剂量、给药途径等）外，对照组的一切条件（如动物的年龄、性别、体重，实验的时间、环境、仪器、方法、操作人员，对照组的溶剂、容量等）均应与受试药物组完全一致。在实验中，进行比较的组别间应做到四同：同时、同地、同批动物和同条件，这样才具有齐同可比性，才能突出处理因素的效果，得出准确的结论。对照组一方面起对照作用，另一方面又起监控实验条件的作用，这样才能保证实验的可靠性。如实验中典型药物不出现阳性结果，而阴性对照反而出现阳性结果，这样的实验是不可靠的。

1. 阴性对照

（1）空白对照　不给任何处理，常用于了解实验对象在实验过程中自然发生的变化，如衰老、疾病自愈等。

（2）假处理对照　如动物需要注射化学药物或手术等处理进行造模时（如切除卵巢致更年期模型），与处理模型组动物的其他一切因素（如麻醉、取材等）均相同，也进行注射或手术处理，但不施以造模的条件（如仅注射不含化学药物的溶剂；或仅开腹，但不切除卵巢）。用于与模型组进行对比，排除注射和手术处理对结果的干扰。

（3）模型组（溶剂对照组）　与处理因素组（受试药物组）相比，除处理因素（药物）外，其他的一切处理因素均相同。

2. 阳性对照　采用疗效确切的药物作为对照，应产生阳性治疗结果。如果没有出现阳性结果，则说明实验或检测方法有误，同时，也为受试药物药效评价提供参比标准。

3. 对照的类型

（1）自身对照　同一个体在给药前后进行某些指标的比较，可减少个体差异，节约动物（尤其是大动物）。

（2）组间对照　在实验中设立若干平行组，如空白对照组和模型组进行比较，受试药物和阳性药物组进行比较，以及不同剂量组、不同给药途径组间进行对比。该法在药理学实验中应用最广，但实验时应注意对照的组别之间例数相等，并选择恰当的统计学方法。

≫ 第二节　实验记录的基本要求

实验原始记录须记载于正式实验记录本上，字迹工整，采用规范的专业术语、计量单位及外文符号。英文缩写第一次出现时须注明全称及中文释名。使用蓝色或黑色钢笔、签字笔进行记录，不得使用铅笔或易褪色的笔记录。实验记录需修改时，采用划线方式去掉原书写内容，但须保证字迹仍可辨认，然后在修改处签名，避免随意涂抹或完全涂黑。实验记录中应如实记录实际所做的实验操作和结果。实验结果、表格、图表和照片等均应直接记录或订在实验记录本中。

实验记录的内容包括：实验日期、环境条件、实验名称、实验目的、实验材料（试剂、仪器、动物的品系、性别、重量、数量）、实验方法、实验结果、实验过程中出现的问题及解决方法。实验记录不允许隔天撰写以及写在纸片上。实验记录需要保持真实性和完整性，即便是阴性结果，也必须保留，不能仅记录符合主观想象的内容和自认为成功的实验。

◇ 第三节　实验数据的整理与统计方法

一、实验数据的整理

实验数据的整理是对所做实验的工作总结，也是书写实验报告的准备工作和必备资料，是药理学实验的基本功之一。对实验数据的整理是否合理、恰当，直接影响到实验报告的质量和水平。

实验过程中直接得到的实验数据称为原始资料或原始数据。实验结束以后需对原始资料进行整理。原始资料根据其性质可分为计量资料和计数资料两大类。计量资料是以数值大小来表示事物的变化程度，如血压、心率、瞳孔直径、体温、血糖、尿量和作用时间等。计数资料是通过清点数目所得到的实验结果，如给药后实验动物的阳性反应或阴性反应、死亡或存活数等。凡属计数资料，均应以恰当的单位和准确的数值作定量的表示。必要时应作统计学处理，以保证结论有较大的可靠性，尽可能将有关数据列成表格或绘制统计图，使主要结果能重点表达出来，以便阅读、比较和分析。作表格时，要设计出最能反映动物变化的记录表，记录多个或多组动物实验结果时，一般将动物分组的组别列于表左，而将观察记录逐项列于表右。绘图时，应在纵轴和横轴上画出数值刻度，表明单位。一般以纵轴表示反应强度，横轴表示时间或药物剂量，并在图的下方注明实验条件。如果不是连续性变化，也可用柱形图表示。凡有曲线记录的实验，应及时在曲线图上标注说明，包括实验题目，实验动物的种类、性别、体重，给药量和其他实验条件等。对较长的曲线记录，可选取有典型变化的段落，剪下后粘贴保存。这里需要注意的是必须以绝对客观的态度来进行裁剪工作，不论预期内的结果或预期外的结果，均应一律留样。

二、统计方法

药理实验所得数据，必须进行统计学处理并进行显著性检验，才能得出正确结论。显著性检验用于检验两组样本统计值之间的差别是否由于抽样误差所引起，以判断差别在统计学上有无显著意义。这种差别通常以 P 值来表示，代表无效假设可以成立的概率。P 值越小，表示无效假设成立的可能性越小，两组差别的统计学意义越大。学生实验中常用到的统计方法主要有量反应资料的统计和质反应资料的统计，以下分别介绍。

1. 量反应资料的统计方法　实验数据是通过仪器测定获得数字的多少来表示，如血压、心率和血糖等，均称为量反应（计量）资料。量反应资料可用 t 检验法检验两组间均数、自身对比或配对对比的差值均数等数据的显著性。t 检验要求总体为常态分布或近似常态分布，所比各组的标准差不能相差太大（即方差齐性）。根据两组的基本参数可以算出 t 值，t 值越大，统计学意义越大。t 值与 P 值以及结论的关系如下：

$t < t_{0.05}$ 时，$P > 0.05$，差异无显著意义。

$t \geqslant t_{0.05}$ 时，$P \leqslant 0.05$，差异有显著意义。

$t \geqslant t_{0.01}$ 时，$P \leqslant 0.01$，差异有非常显著意义。

2. 质反应资料的统计方法　质反应（计数）资料用来表示实验结果只有质的区别，数据是通过计数阳性反应或阴性反应的动物数获得，如死亡与存活、惊厥与不惊厥、扭体与不扭体等。质反应（计数）资料通常用百分率来表示，两组以上百分率间差别的显著性检验，通常以卡方（χ^2）法进行。其判断标准为：

$\chi^2 < \chi^2_{0.05}$ 时，$P \geqslant 0.05$，差异无显著意义。

$\chi^2 \geqslant \chi^2_{0.05}$ 时，$P \leqslant 0.05$，差异有显著意义。

$\chi^2 \geqslant \chi^2_{0.01}$ 时，$P \leqslant 0.01$，差异有非常显著意义。

≫ 第四节 实验报告的写作

实验结束后应及时认真书写实验报告，交负责教师批阅。实验报告要求结构完整、条理分明、用词规范、详略得宜、措辞注意科学性和逻辑性。除一般要求的项目（姓名、班级、实验组、时间和地点）外，一份完整的实验报告还应包括以下内容。

一、实验题目

实验题目一般应包括实验药物、实验主要内容等。如"普萘洛尔对麻醉犬的降压作用分析"和"药物对离体蛙心的强心作用"等。

二、实验目的

简要说明本次实验的目的，如通过实验掌握某种实验方法或验证某药的作用机制。

三、实验方法

用简练的文字写明主要操作步骤，着重说明所用动物或标本、实验分组、给药剂量和途径、观察指标等。

四、实验结果

实验结果是实验报告中最重要的部分。书写实验报告应根据原始记录填写实验结果，但一般只列出经过归纳、整理和统计后的结果。原始记录应予保存备查。

五、讨论

讨论应针对实验中所观察到的现象与结果，联系课堂讲授的理论知识，进行分析和讨论。不能离开实验结果去空谈理论。要判断实验结果是否为预期的。如果属于非预期的，则应该分析其可能原因。讨论是培养独立思考、综合分析问题能力的重要环节。

六、结论

实验结论是从实验结果归纳出来的概括性判断，应与实验目的相对应。不必再在结论中重述具体结果。在实验中未获充分证据的理论分析不应写入结论。另外，文字叙述应简练切题，注意科学性和逻辑性。

第二章 实验动物基本知识

第一节 常用实验动物的种类

一、基本概念

实验动物是指经人工培育，对其携带的微生物实行控制，遗传背景明确，来源清楚，可用于科学实验、药品、生物制品的生产和检定及其他科学研究的动物。实验动物是医药学、生命科学研究的基础和重要支撑条件。

实验动物按照动物学的分类法，在界以下分门、纲、目、科、属、种。种是动物学分类系统上的基本单位。同种动物能共同生活、交配、繁衍后代，异种动物之间存在生殖隔离。实验动物的分类主要有品种和品系，有些品系还细分为亚系。品种是人们根据不同的需要，对动物采用远交繁殖，进行人工选择和定向培育而出的，具有某种特定外形和生物学特性的动物群体，其特性能较稳定地遗传，如实验动物的 SD 大鼠、NIH 小鼠等。品系，为实验动物学的专用名词，是人们根据不同的需要，对动物采用近交繁殖定向培育而来，来源明确，具有相似的外貌、独特的生物学特征和稳定的遗传特性，可用于不同实验目的的动物群体，如 C57BL/6J、BALB/c 小鼠品系等。

二、实验动物分类

按照遗传特点的不同，实验动物分为近交系、封闭群（远交系）、突变系、杂交群等。

1. 近交系 经连续 20 代（或以上）的全同胞兄妹交配（或者亲代与子代交配）培育而成，近交系数应大于 99%，品系内所有个体都可追溯到起源于第 20 代或以后代数的一对共同祖先。近交系的特点：①实验结果比较准确，误差较少。因为近交系动物个体之间极为一致，实验反应基本一致，因此每组仅用较少数的动物，即能发现显著性差异，可以减少重复实验，缩短实验时间。②近交系动物遗传背景明确，每个品系的生物学特性、生理学特点、易感病原等都有完整的背景材料。③近交衰退，生活力弱，对生产环境要求高、产仔少、营养要求高。小鼠近交系如：C57BL/6J、BALB/c、C3H、DBA 等。

2. 封闭群 又称远交系，在一定群体内，以非近亲交配方式育成的动物品系，连续 15 代不从外部引入新的动物种群，或者来源于近交系的种群，在封闭条件下至少经过 4 代繁殖的动物，都称为封闭群。除少数小鼠、大鼠以近交系或突变系保种和生产外，实验动物绝大多数以封闭群的形式繁育生产。小鼠封闭群如：KM、ICR、NIH、CFW 等。

3. 突变系 通过选择和淘汰，能保持特定遗传性状的品系动物。突变系是将基因突变的动物留种，扩大数量，定向培育而成。如：ay-yellow（被毛黄色、肥胖、糖尿病）、an-anemia（贫血症）、dw-dward（侏儒症）、dy-dystrophia muscularis（肌肉萎缩）、hr-hairless（无毛症）、ob-obese（肥胖症）、spa-spastic（痉挛）、Fused（椎骨异常）、SHR（自发性高血压大鼠）、青光眼兔等。

4. 杂交群 又称异系杂交，是由不同品系杂交所产生的品系。两个不同近交系杂交所生的第一代动物称为杂交一代动物或 F1 代。特点：①个体间遗传均一，能取得一致的实验结果；②表现双亲的显性性状；③环境适应性强；④具有杂种优势，如体质健壮、生长快、易于饲养管理、发育均匀、手术后恢复快等优点。小鼠 F1 代，如 Nga：（C57BL/6 × DBA/2）F1、LAF1：（C57BL/J × A/HJ）F1 等。

三、实验动物等级

根据实验动物体内外存在微生物和寄生虫的情况不同，我国将实验动物群体分为普通动物、清洁动物、无特殊病原体动物、无菌动物和悉生动物。

1. 普通动物 普通动物（conventional animal，CV）又称一级动物，没有被疾病控制的动物，排除烈性传染病、人畜共患病，饲养于开放系统环境中。该类动物不携带用现有检测手段可测的人兽共患病原和动物烈性传染病的病原。

2. 清洁动物 清洁动物（clean animal，CL）又称二级动物，仅对于我国国情而定，微生物控制高于普通动物，种子来源于 SPF 动物（剖腹产），饲养于亚屏障系统环境中。该类动物除普通动物应排除的病原体外，不携带对动物危害大和对科学研究干扰大的病原。

3. 无特殊病原体动物 无特殊病原体动物（specific pathogen free animal，SPF）又称三级动物，无特定病原体动物，没有特定的微生物、寄生虫。但未必没有特定以外的微生物和寄生虫。饲养于屏障系统环境中。该类动物除普通动物、清洁动物应排除的病原体外，不携带主要潜在感染或条件致病对科学实验干扰大的病原。是目前国际公认的标准级别的实验动物，适合于做所有的科研实验。

4. 无菌动物和悉生动物 无菌动物（germ free animal，GF）和悉生动物（gnotobiotc animals，GN）又称四级动物。无菌动物是指采用当前的手段，没有能被检查出微生物、寄生虫的动物。妊娠末期，通过剖腹产、子宫切除手术，将无菌取出的仔鼠放在隔离系统内无菌条件下进行饲养的动物。该类动物不可检出一切生命体。悉生动物又称已知菌动物，具有已知微生物的动物，饲养于屏障系统中。

≫ 第二节　常用实验动物的品种和品系

生命科学研究中，最常用的实验动物品种为小鼠、大鼠、豚鼠、兔、犬、猫、猪、青蛙、猕猴、仓鼠等。

一、小鼠

小鼠性情温顺，性周期短，繁殖量大，饲养管理方便，实验资料丰富，是使用最多的实验动物。常用的小鼠品系如下。

（一）远交系（封闭群）小鼠

1. 昆明小鼠（KM） 白色，KM 小鼠适应能力强，繁殖和育成率高。被广泛用于药理、毒理、病毒、微生物学的研究以及生物制品、药品的鉴定。

2. ICR 小鼠 白色，又称 Swiss Hauschka，为美国 Hauschka 博士饲养的瑞士小鼠。以后由美国肿瘤研究协会分送各地研究所命名为 ICR，生育能力高。

3. NIH 小鼠 白色，美国国立卫生研究院育成，繁殖力强，育成率高，雄性好斗。广泛用于药理、毒理研究和生物制品的鉴定。

（二）近交系小鼠

1. 津白 1 号（TA_1）和津白 2 号（TA_2）小鼠 TA_1 繁殖力中等，肿瘤自发率低。TA_2 繁殖力中等，为乳腺癌高发品系，主要用于肿瘤学研究。

2. BALB/c 小鼠　白色，1979 年我国从美国引进品种。该品系乳腺癌发病率低，对致癌因子、沙门菌、放射线敏感。两性常有动脉硬化，老年雄鼠常见心脏损害。常用于单克隆抗体研究，生产免疫脾细胞和单克隆抗体腹水。

3. C57BL/6J 小鼠　黑色，乳腺癌发病率低，嗜酒，用可的松可诱发 20% 腭裂。对放射物质耐受力强，但照射后的肝癌发病率高。对结核杆菌和百日咳易感因子敏感。6% 的淋巴细胞性白血病发病率。该类小鼠基因突变可形成具有某些特殊生物学特征的模型，如先天肥胖型动物（C57BL/6J‑ob/ob）、NK细胞缺陷动物（C57BL/6J‑bg/bg）、1 型糖尿病动物模型（C57BL/Ks‑db/db）。

4. NJS 小鼠　为动脉粥样硬化模型动物，用于高脂血症研究。

5. AKR 系小鼠　白化，为白血病高发品系，淋巴细胞性白血病发病率雄性 76%~90%，雌性 68%~90%。血液内过氧化氢酶活性高，肾上腺皮质类固醇类浓度低。对百日咳、组胺易感因子敏感。

6. KK 小鼠　为人类 2 型糖尿病模型，有时发生老龄肥胖病。血清胰岛素含量高，对双胍类降糖药敏感。

此外，还有常用的 BALB/c A‑nu 裸小鼠、NC‑nu 裸小鼠。

二、大鼠

大鼠的使用量仅次于小鼠。外貌与小鼠相似，个体较大，体重比小鼠重达 10 倍。常用大鼠品系如下。

（一）远交系（封闭群）大鼠

1. Wistar 大鼠　性情较温顺，繁殖力强，抗病力强，适应性强，肿瘤自发率低。广泛用于医药学、生物学、毒理学和营养学研究。

2. SD（Sprague Dewley）大鼠　体型较大，发育快，对呼吸道疾病抵抗力较强，对性激素感受性高。

（二）近交系大鼠

1. LEW 大鼠　白化，血清甲状腺素、胰岛素和生长激素含量高。高脂饲料容易引起肥胖症，可移植淋巴瘤、肾肉瘤和纤维肉瘤，可用于诱发自身免疫心肌炎、复合物血管球性肾炎、实验性过敏性脑脊髓膜炎。

2. SHR 系大鼠　白化，为自发高血压大鼠，血压常高于 200mmHg，但未见肾上腺和原发性肾损害。心血管疾病发病率高，是筛选抗高血压药物的理想动物模型。目前应用的除 SHR/Ola 高血压动物模型外，尚有 SHR/N 自发性高血压模型动物伴有心血管系统疾病与 SHR/sp 自发性高血压伴有脑卒中的动物模型。

3. WKY 大鼠　白化，作为 SHR 的正常血压对照组大鼠。雄鼠收缩压 140~150mmHg，雌鼠130mmHg。

此外，还有糖尿病动物模型 BB 大鼠、癫痫大鼠（Auoliogenic seizures）、裸大鼠（Rowett nude）、肥胖大鼠（Fatty）、用于前列腺癌移植研究与模型建立的 COP 大鼠等。

三、兔

我国应用的多为封闭群兔，常用的品种有日本大耳白兔（又名大耳白兔）、新西兰白兔、青紫蓝兔、中国兔。

四、犬

专用于医学实验的品种不多，最常用的是比格犬（Beagle），性情温顺，易于抓捕和调教，体型小，毛短，利于操作。遗传性能稳定，对实验条件反应的一致性，均一性好，实验结果重复性好，是目前生命科学研究中最理想的犬品种，为国际公认。

五、豚鼠

豚鼠又名荷兰猪、天竺鼠、海猪。目前我国饲养的豚鼠多属于英国种豚鼠。

第三节　常用实验动物的生物学特性和特点

一、小鼠

小鼠性情温顺，性周期短，繁殖量大，饲养管理方便，实验资料丰富，是使用最多的实验动物。小鼠嗅觉灵敏，视觉差，对环境反应敏感，适应性差，强光或噪声可导致母鼠食仔，实验操作粗暴会引起应激和异常反应，给实验结果带来不良影响。小鼠不耐饥渴。小鼠体温调节不稳定，不宜用于发热实验。

二、大鼠

大鼠杂食性，喜居安静，夜间活跃，性情温顺，味觉差，嗅觉灵敏。大鼠无胆囊，无呕吐反应，不能用于胆功能观察或催吐实验。大鼠体温调节不稳定，一般不宜选用于发热实验。大鼠垂体－肾上腺系统功能发达，对应激反应灵敏，且各种内分泌腺体如垂体、肾上腺、卵巢易于摘除，适合于进行应激反应和内分泌实验研究。大鼠肝脏再生能力很强，切除60%~70%肝叶仍有再生能力，很适合肝外科实验研究。大鼠踝关节对炎症介质十分敏感，适合于多发性关节炎和化脓性淋巴腺炎的研究。

三、豚鼠

豚鼠喜群居，性情温顺，胆小怕惊，对声音反应灵敏。因其体内缺乏左旋葡萄糖内酯氧化酶，自身不能合成维生素C，故很适合做维生素C缺乏症的研究。豚鼠血清中补体含量多，效价高，常用于免疫学和生物制品的研究。豚鼠对抗生素特别敏感。对类固醇有抵抗力，可做组织相容性免疫应答遗传控制模型。豚鼠易于致敏，适合进行过敏性实验研究。豚鼠对毒性刺激反应灵敏，常用于局部皮肤毒物作用的测试。

四、家兔

兔胆小怕惊，喜独居，听、嗅觉灵敏，耐寒怕热，对环境反应敏感。具有啮齿类动物相似的特性，喜欢磨牙啃木，有吞食粪便特性。雌兔必须与雄兔交配后才能排卵而怀孕，因此可用于生殖生理和避孕药的研究。兔耳缘静脉注射和采血方便，且血清产生较多，广泛用于制备高效价和特异性强的免疫血清。家兔体温变化灵敏，对微生物及其代谢产物，如内毒素可引起感染性发热反应，宜选做发热、解热和检查热原的实验研究。高胆固醇喂饲兔，可引起典型的高胆固醇血症、主动脉粥样硬化症、冠状动脉硬化症，常作为心血管疾病的动物模型。家兔颈部的交感神经、迷走神经和主动脉减压神经分别存在，独立行走，可用于观察减压神经对心脏的作用。由于家兔胸腔中有纵隔膜，做开胸和心脏实验时，只要没弄破纵隔膜，动物就不需要人工呼吸，给实验操作带来许多方便。

五、犬

犬的嗅觉、听觉灵敏，善近人，易于驯养。对环境适应能力较强，能耐热、耐冷。犬在解剖学和生理学上与一般哺乳类实验动物比较其更接近于人，可提供人类疾病自发的和诱发的动物疾病模型，被广泛用于病理、药理、毒理、生理、遗传、营养和实验外科学等的研究。如高胆固醇血症、动脉粥样硬化、糖尿病、溃疡性肠炎、红斑狼疮、先天性心脏病、凝血机制障碍、淋巴细胞性白血病、视网膜发育不全、肾盂肾炎、蛋白质营养不良等，还可作为人类传染性疾病的动物模型，如病毒性肝炎、狂犬病、链球菌性心内膜炎、寄生虫病等。犬是红绿色盲，不能以红绿为刺激条件进行条件反射实验；其汗腺不发达，不宜选作发汗实验；胰腺小，适宜作胰腺摘除术；胃小，易作胃导管，便于进行胃肠道生理的研究。犬呕吐反应敏感，宜用于催吐实验。犬的甲状旁腺位于甲状腺表面，位置固定，多在两个甲状腺相对应的两端，故选用其做甲状旁腺摘除实验很合适。

◎ 第四节　实验动物选择的一般要求

实验动物的恰当选择是实验设计中的重要环节，为保证实验研究中使用最适宜的实验动物，选择实验动物时应考虑到以下几点。

一、与人体结构、功能、代谢及疾病特征相似

实验动物和人类的生活环境不同，生物学特性存在许多相同和相异之处，研究者在选择动物进行实验之前，应充分了解各种实验动物的生物学特性。通过动物与人类某些机能、代谢、结构及疾病特点的相似性去选择实验动物。一般而言，动物所处进化阶段愈高，其功能、结构、反应愈接近人类，如猩猩、猕猴、狒狒等非人灵长类动物是最类似于人类的，但在实际中，非人灵长类动物属稀有动物，来源很少，又需特殊饲养，选择有较多困难。

一些带有自发性疾病的动物，可以局部或全部反映人类类似疾病过程表现，经过遗传育种的方法，可将这类动物培育成为疾病模型动物，以供研究。如遗传性高血压大鼠、糖尿病小鼠等。

不同种系动物对药物的反应存在较大差异。如雌激素能终止大鼠和小鼠的早期妊娠，但不能终止人的妊娠；吗啡对犬、兔、猴和人的中枢是抑制作用，但对小鼠和猫则是中枢兴奋；苯胺及其衍生物对犬、猫、豚鼠和人产生相似的变性血红蛋白等病理变化，对兔则不易发生，对大、小鼠等啮齿类则完全不发生等。因此在选择实验动物时应加以注意。

不同品系动物对同一刺激的反应差异很大。如 DBA 小鼠对声音刺激非常敏感，会发生听源性痉挛，甚至死亡，而 BALB/c、C57BL 小鼠则不会出现；C3H、TA$_2$ 等品系小鼠易致癌，而 C57BL、TA$_1$ 等不易致癌；AKR 小鼠白血病自发率达 65%，而 C3H 雌鼠乳腺癌自发率达 90% 以上。因此要充分了解动物特性，选择敏感性强、对实验结果干扰小的动物品系用于实验。

二、结构简单又能反映研究指标

在能反映实验指标的情况下，选用结构功能简单的动物可获得较一致的实验结果。例如果蝇具有生

活史短（12 日左右）、饲养简便、染色体数少（只有 4 对）、唾腺染色体制作容易等诸多优点，所以是遗传学研究的绝好材料。又如两栖类的蛙和蟾蜍，大脑很不发达，不能用于高级神经活动的研究，但在做简单的反射弧实验时，因其最简单的反射中枢位于脊髓，其脊髓已发展到合乎实验要求的程度，因此两栖类很适合进行该类实验。

三、与实验要求一致

一般动物实验应选用健康、成年动物。一些慢性实验因周期较长或要观察动物的生长发育，应选择幼龄动物。有些特殊实验如老年病学的研究，则考虑用老龄动物。如果实验对动物性别无特殊要求，则宜雌雄各半。

四、与研究内容相匹配的标准化动物

选用经遗传学、微生物学、环境及营养控制的标准化实验动物，才能保证生物医学研究结果的准确性和重复性。一般近交系动物因其遗传纯合度高，个体差异小，特征稳定，对实验反应一致性好，实验结果精确可靠，应用领域较为广泛。封闭群动物适用于以群体为对象的研究课题，如人类遗传研究、药物筛选和毒性实验。许多基因突变系动物具有与人类相似的疾病模型特征，可用于某些疾病的病理和药理研究。无特定病原体（SPF）动物是国际公认的标准实验动物，使用范围最广。无菌动物是一种非常规动物，仅适用于特殊研究目的，如微生物与宿主、微生物间的相互作用、免疫发生发展机制、放射医学等方面的研究。

五、容易获得、经济和易饲养管理

综上，课题实验设计时如何选择合适的实验动物应当遵循上述 5 条基本原则。首先必须了解实验动物生物学特性方面的基本知识。其次，应充分查阅相关文献，利用前人的实践经验积累，选择合适的实验动物。此外，应加强与实验动物科学工作者的交流，及时有效地利用实验动物学的最新成果，做到以最小的代价最大限度地获得科学性强的实验结果。应注意，动物实验全过程中，必须按照实验动物福利伦理学的要求进行操作，实验设计中要遵循 3Rs 原则。

第三章　动物实验基本操作方法

◈ 第一节　实验动物的捉拿、固定、标记

在进行动物实验前应正确掌握动物的捉拿固定方法，既可防止因动物过度挣扎或受损伤影响实验观察效果，又可避免实验者被咬伤。且在动物实验中，常常需要对动物进行编号分组，做上不同标记加以区别，从而保证实验顺利进行。以下介绍药理学实验中几种常见动物的捉拿固定及标记方法。

一、实验动物的捉拿、固定

1. 小鼠的捉拿固定方法　小鼠性情温顺，一般不会主动咬人，但抓取时动作应当轻缓。首先用右手抓取鼠尾提起，置于鼠笼或实验台向后拉，在其向前爬行时，用左手拇指和食指抓住小鼠的两耳和颈部皮肤，将鼠体置于左手掌心中，把小鼠后肢拉直，无名指按住后腿，以小指按住鼠尾即可；富有经验者直接用左手小指钩起鼠尾，迅速以拇指和食指、中指捏住其耳后颈背部皮肤亦可（图3－1）。这种在手中固定的方式，能进行实验动物的灌胃、皮下、肌内和腹腔注射以及其他实验操作，也可将小鼠固定在特制的固定器中。

2. 大鼠的捉拿固定方法　大鼠的捉拿固定方法基本同小鼠，只不过大鼠比小鼠牙尖性猛，不易用袭击方式捉拿，否则会被咬伤手指，为避免咬伤可戴上帆布手套。先用右手将鼠尾提起，放在粗糙物上，向后轻拉鼠尾，使其不动，再用左手拇指和食指捏住头颈部皮肤，其余三指和手掌固定鼠体，使其头、颈、腹部呈一直线，这样右手即可进行各种实验操作（图3－2）。若做手术或解剖等，则需事先麻醉或处死，然后用细棉线活结缚腿，背卧位绑在大鼠固定板上；尾静脉注射时的固定同小鼠（只需将固定架改为大鼠固定盒即可）。

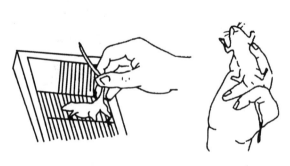

图3－1　小鼠捉拿方法

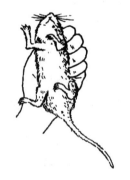

图3－2　大鼠捉拿方法

3. 豚鼠的捉拿固定方法　豚鼠较为胆小易惊，性情温和，不咬人，所以在抓取时，必须稳、准和迅速。一般抓取方法是先用手掌迅速扣住鼠背，抓住其肩胛上方，以拇指和食指环握颈部，另一只手托住臀部（图3－3）。固定的方式基本同大鼠（一般不要抓腰腹部位，否则易造成肝破裂而引起死亡）。

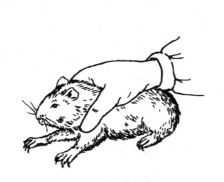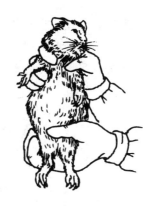

图 3 – 3　豚鼠捉拿方法

4. 兔的捉拿固定方法　实验家兔多数饲养在笼内，所以抓取较为方便，一般以右手抓住并提起兔颈部的毛皮，然后左手托其臀部或腹部，让其大部分体重集中在左手上，这样就避免了抓取过程中的动物损伤。不能采用抓双耳或抓提腹部的方法。家兔的固定方法有三种，分为盒式、台式及马蹄形固定式等（图 3 –4）。

（1）盒式固定　适用于灌胃给药、兔耳采血、耳血管注射等情况。

（2）台式固定　适用于血压和呼吸测量等实验。手术时首先需将兔固定在兔台上，四肢用粗棉绳活结绑住，拉直四肢，将绳绑在兔台四周的固定木块上，用固定夹将头固定或用一根粗棉绳挑过兔门齿绑在兔台铁柱上。

（3）马蹄形固定　适用于腰背部，尤其是颅脑部位的实验。固定时先剪去两侧眼眶下部的毛皮，暴露颧骨突起，调节固定器两端钉形金属棒。使其正好嵌在突起下方的凹处，然后在适当的高度固定金属棒。用马蹄形固定器可使兔取用背卧位和腹卧位，是实验中常采用的固定方法。

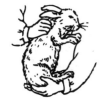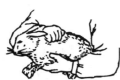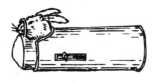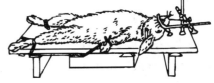

图 3 –4　家兔的捉拿和固定

二、实验动物的标记

常用的标记法有染色法、耳缘剪孔法、烙印法及号牌法等。

（一）颜料涂染

这种标记方法在实验室最常使用，也很方便。经常应用的涂染化学药品如下。

1. 红色　0.5% 中性红或品红溶液。

2. 黄色　3%~5% 苦味酸溶液。

3. 黑色　煤焦油的乙醇溶液。

4. 咖啡色　2% 硝酸银溶液。

标记时用毛笔或棉签蘸取上述溶液，在动物身体的不同部位涂上斑点，以示不同号码。编号的原则是：先左后右，从上到下。一般把涂在左前腿上的记为 1 号，左侧腹部记为 2 号，左后腿为 3 号，头顶部记为 4 号，腰背部为 5 号，尾基部为 6 号，右前腿为 7 号，右侧腰部为 8 号，右后腿记为 9 号。若动物编号超过 10 或更大数字时，可使用上述两种不同颜色的溶液，即把一种颜色作为个位数，另一种颜色作为十位数，这种交互使用可编到 99 号，如假使把红的记为十位数，黄色记为个位数，那么右后腿黄斑，头顶红斑，则表示是 49 号鼠，以此类推（图 3-5）。该方法对于实验周期短的实验动物较合适，时间长了染料易褪掉；对于哺乳期的子畜也不适合，因母畜容易咬死子畜或把染料舔掉。

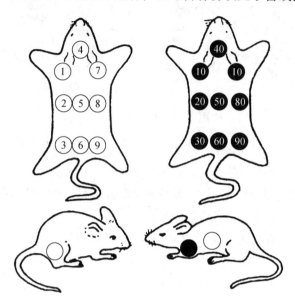

图 3-5 大、小鼠标记法

（二）烙印法

用刺数钳在动物耳上刺上号码，然后用棉签蘸取溶在乙醇中的黑墨在刺号上加以涂抹，烙印前最好对烙印部位预先用乙醇消毒。

（三）针刺法

用七号或八号针头蘸取少量碳素墨水，在耳部、前后肢以及尾部等处刺入皮下，在受刺部位留有一黑色标记。该法适用于大鼠、小鼠、豚鼠等。在实验动物数量少的情况下，也可用于兔、犬等动物。

（四）打号法

用刺数钳（又称耳号钳）将号码打在动物耳朵上。打号前用蘸有乙醇的棉球擦净耳朵，用耳号钳刺上号码，然后在烙印部位用棉球蘸取溶在食醋里的黑墨水擦抹。该法适用于耳朵比较大的兔、犬等动物。

（五）号牌法

用金属制的牌号固定于实验动物的耳上。大动物可将号码烙压在圆形或方形金属牌上（最好用铝或不锈钢的，它可长期使用不生锈），或将号码按实验分组编号烙在拴住动物的颈圈上，将此颈圈固定在动物颈部。该法适用于犬等大型动物。对猴、犬、猫等大动物有时可不做特别标记，只记录它们的外表和毛色即可。

第二节 实验动物的给药方法

在动物实验中，为了观察药物对机体功能、代谢及形态引起的变化，常需要将药物注入动物体内。给药的途径和方法多种多样，可根据实验目的、实验动物种类和药物剂型、剂量等情况确定。以下是以常见的药理学实验动物为例来描述各种给药方法。

一、小鼠

1. 灌胃法　如图 3-6 所示捉拿小鼠，左手捏持小鼠，使其腹部朝上，右手持灌胃器（以 1ml 注射器上连接细玻璃灌胃管或把注射针头磨钝稍加弯曲制成的灌胃针头，现有专用小鼠灌胃针头市售），从小鼠口角插入口腔内，用灌胃管将动物头部稍向背侧压迫，使口腔与食管成一直线，将灌胃管沿上颚壁轻轻插入食道（图 3-6）灌胃时采取头高尾低的体位，针插入时应无阻力，当推进 2~3cm 时可稍感有阻力，表明灌胃管前部已到达膈肌，此时即可推进注射器进行灌胃。若注射器推注困难或动物挣扎，应抽出重插。若误入气管给药，可使小鼠立即死亡。注药后轻轻拔出灌胃管，一次灌药量为 0.1~0.3ml/10g。

2. 皮下注射法　通常选择背部皮下注射，操作时让小鼠背部朝上，轻轻拉起背部皮肤，将注射针刺入皮下，把针尖向左右摆动，易摆动说明针尖确已刺入皮下，再轻轻抽吸，观察到没有回血后即可缓慢注射药液。拔针时，以手捏住针刺部位，防止药液外漏（图 3-7）。一人注射时，可把小鼠放置于金属网上，左手拉住鼠尾，小鼠以其习性向前移动，此时右手持针头迅速刺入背部皮下。一次注射药量为 0.1~0.3ml/10g。

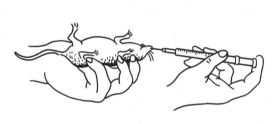

图 3-6　小鼠灌胃法

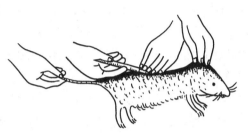

图 3-7　小鼠皮下注射法

3. 肌内注射法　小白鼠因肌肉较少，肌内注射稍有困难，必要时可选用股部肌肉。一处注射量不超过 0.1ml。

4. 腹腔注射法　以左手固定小鼠，腹部向上，注射部位应是腹部的左、右下外侧 1/4 处，因为此处无重要器官。用右手将注射器针头刺入皮下，沿皮下向前推进 3~5mm，接着使针头与皮肤呈 45°角刺入腹肌。如针头与腹内小肠接触，一般小肠会自动移开，故腹腔注射较为安全。继续向前推进，通过腹肌进入腹腔后感觉抵抗力消失，再回抽针栓，确定针头未刺入小肠、膀胱或血管后（表现为回抽无肠液、尿液），此时可注入药液，一次注射量为 0.1~0.2ml/10g（图 3-8）。

5. 静脉注射法　一般采用尾静脉注射，事先将小鼠置于固定的筒内或铁丝罩内，或扣于烧杯内，使尾巴露出，将尾巴于 45~50℃ 的温水中浸泡半分钟或用 75% 的乙醇棉球擦拭，使血管充血，选择尾巴左右两侧静脉注射。如针头确定已在血管内，推注药液应无阻力；注射时若出现隆起白色皮丘，阻力增大，说明未注入血管，应拔出针头重新向尾根部移动注射。注射完毕后，把尾巴向注射侧弯曲而止血。需反复静脉注射时，应尽可能从尾端开始，按次序向根部移动注射。一次注射量为 0.05~0.1ml/10g（图 3-9）。

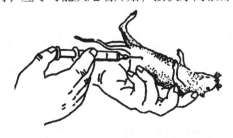

图 3-8　小鼠腹腔注射法

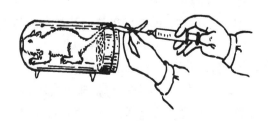

图 3-9　小鼠尾静脉注射法

二、大鼠

1. 灌胃法 大鼠捉拿固定如图 3 – 2 所示，用左手以捉拿固定法握住大鼠（若两人合作时，助手以左手捉住大鼠，用右手抓住后肢和尾巴），灌胃方法与小鼠相类似，采用安装在 5 ~ 10ml 注射器上的金属灌胃管（长 6 ~ 8cm，直径 1.2mm，尖端为球状的金属灌胃管，有市售）。一次灌药量为 1 ~ 2ml/100g。

2. 皮下注射法 注射部位可选择背部或大腿外侧，操作如小鼠，轻轻拉起注射部位皮肤，将注射针刺入注射部位皮下，一次注射药量为 1ml/100g。

3. 肌内注射法与腹腔注射法 同小鼠。

4. 静脉注射法 清醒大鼠可采用尾静脉注射，方法同小鼠，麻醉大鼠可从舌下静脉给药，也可将大鼠腹股沟切开，从股静脉注射药物。

三、豚鼠

1. 灌胃法 用左手拇指和食指固定豚鼠两前肢，其余手指握住鼠身（两人操作时，助手以左手从动物的背部把后腿伸开，并把腰部和后腿一起固定，用左手的拇指和食指捏住两前肢固定），灌胃管与灌胃方法同大鼠。亦可采用插管灌胃法，用木或竹制开口器，将开口器固定于豚鼠口中，压住舌头，然后把导尿管或塑料管通过开口器中央的小孔插入胃内，回抽注射器针栓，无空气抽回时即可注入药液。灌胃结束后，先拔出灌胃管，再拿出开口器。

2. 皮下注射法 注射部位多选择大腿内侧、背部、肩部等皮下脂肪少的部位。通常在大腿内侧注射，一般需两人合作，一人固定豚鼠，一人握住侧后肢，将注射器针头与皮肤呈 45°角方向刺入皮下，确定针头在皮下后注射，注射完毕后以指轻压刺入部位片刻，以防药液外漏。

3. 肌内注射法与腹腔注射法 同小鼠。

4. 静脉注射法 注射部位可选择前肢皮下头静脉、后肢小隐静脉、耳壳静脉或雄鼠的阴茎静脉，偶尔亦可用心脏穿刺给药。一般用前肢皮下头静脉穿刺较用后肢小隐静脉成功率高，而后肢小隐静脉下部比较固定，比起明显可见但不固定的上部穿刺成功率要高。也可在胫前部将皮肤切开一小口，暴露出胫前静脉后注射。一次注射量不超过 2ml（豚鼠静脉管壁较脆，注射时应特别注意）。

四、兔

1. 灌胃法 给家兔灌胃时需用到固定箱或由两人合作。助手取坐位，将家兔的躯体夹于两腿之间，左手紧握双耳固定头部，右手抓住双前肢固定前身。术者将木或竹制的开口器横放在家兔的上下颌之间，固定于舌头之上，然后把合适的导尿管经开口器中小孔，沿上颚壁慢慢插入食管 15 ~ 18cm，此时可将导尿管外口端置于一杯清水中，若无气泡逸出，说明确已插入食道，这时可用注射器注入药液，然后用少许清水冲洗导尿管。灌胃完毕，应先捏闭导尿管外口，拔出导尿管，再取出开口器（图 3 – 10）。一次灌胃能耐受的最大容积为 80 ~ 150ml。

2. 皮下、肌内、腹腔注射法 基本方法与鼠类相同，选用的针头可以大一些。给药的最大容量分别为：0.5ml/kg、1.0ml/kg 和 5.0ml/kg。

3. 静脉注射法 注射部位一般采取耳缘静脉（兔耳外缘的血管为静脉，中央的血管为动脉，图 3 – 11）。注射部位除毛，可用乙醇棉球涂擦耳部边缘静脉部位的皮肤，或用电灯泡烘烤兔耳使血管扩张，以左手食指放在耳下将兔耳垫起，并以拇指按住耳缘部分，右手持注射器，针头沿皮下向前推进少许再刺入血管（尽量从静脉的远端刺入血管），注射时若无阻力且无局部皮肤发白隆起现象，说明针头在血管内，即可注射药液。注射完毕压住针眼，拔去针头，继续压迫数分钟止血（图 3 – 12）。

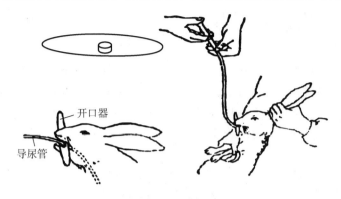

图 3 – 10　家兔灌胃法

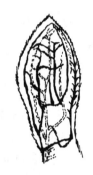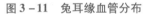

图 3 – 11　兔耳缘血管分布

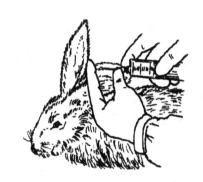

图 3 – 12　兔耳缘静脉注射法

◇ 第三节　药理实验动物用药量的计算方法

　　动物实验所用的药物剂量，一般按 mg/kg 或 g/kg 计算，应用时须从已知药液的浓度换算出相当于每千克（kg）体重应给予的药液量（毫升数），以便给药。

　　例 1：给体重 22g 的小鼠腹腔注射戊巴比妥钠 40mg/kg，溶液浓度为 0.4%，应注射多少（ml）？

　　计算方法：小鼠每 1kg 体重需戊巴比妥钠的量为 40mg，则 0.4% 的戊巴比妥钠溶液的注射量应为 10ml/kg。现小鼠体重为 22g，应注射 0.4% 戊巴比妥钠溶液的用量：$10 \times 0.022 = 0.22$ml。

　　例 2：体重 1.8kg 的家兔，静脉注射 20% 氨基甲酸乙酯溶液麻醉，按 1g/kg 的剂量注射，应注射多少毫升？

　　计算方法：兔每千克体重需注射 1g，注射液浓度为 20%，则氨基甲酸乙酯溶液的注射量应为 5ml/kg，现在兔体重为 1.8kg，应注射 20% 氨基甲酸乙酯溶液用量：$5 \times 1.8 = 9$ml。

【思考】

　　1. 给体重 2.1kg 的兔子注射剂量为 30mg/kg 的尼可刹米，注射液浓度为 10%，应注射多少？

　　2. 大鼠口服氢氯噻嗪剂量为 5mg/kg，灌胃所需药液量为 2.5ml/100g，应配制的浓度是多少？

　　3. 硫喷妥钠注射剂每支 0.5g，兔体重 1.9kg，静注硫喷妥钠剂量为 100mg/kg，容量为 1ml/kg，该药 0.5g 应配成多少毫升？注射的药量是多少？

◇ 第四节　实验动物的麻醉、采血及处死方法

在一些动物实验，特别是需手术的实验中，为减少动物的挣扎和保持其安静，便于实验操作，常需对动物进行麻醉。由于动物种属间的差异等情况，所采用的麻醉方法和所选用的麻醉剂亦有所不同。实验中经常要采集实验动物的血液进行常规检查或某些生化分析，故必须掌握血液的正确采集方法。实验结束后，需对实验动物进行处死，应遵循安乐死的原则，在不影响动物实验结果的前提下，使实验动物短时间内无痛苦地死亡。

一、实验动物的麻醉

1. 全身麻醉

（1）吸入法　用一块圆玻璃板和一个钟罩或一个密闭的玻璃箱作为挥发性麻醉剂的容器，多选用乙醚作麻药。麻醉时用几个棉球，将乙醚倒入其中，迅速转入钟罩或箱内，让其挥发，然后把待麻醉动物投入，隔4～6分钟即可麻醉。麻醉后应立即取出，并准备一个蘸有乙醚的棉球小烧杯，在动物麻醉变浅时将其套在鼻上使其补吸麻药。本法最适于大、小鼠的短期操作性实验的麻醉，也可用于较大的动物，此时还需备有麻醉口罩或较大的玻璃箱。由于乙醚燃点很低，遇火极易燃烧，所以在使用时，一定要远离火源。

（2）腹腔和静脉给药麻醉法　非挥发性和中药麻醉剂均可用作腹腔和静脉注射麻醉，操作简便，是实验室最常采用的方法之一。腹腔给药麻醉多用于大、小鼠和豚鼠；较大的动物如兔、犬等则多用静脉给药进行麻醉。由于各麻醉剂的作用时间长短以及毒性有区别，所以在腹腔和静脉麻醉时，一定要控制好药物的浓度和注射量（表3-1，表3-2）。

表3-1　几种动物不同给药途径的常用注射量（ml）

注射途径	小鼠	大鼠	豚鼠	兔	犬
腹腔注射（ip）	0.2～1.0	1～3	2～5	5～10	5～15
肌内注射（im）	0.1～0.2	0.2～0.5	0.2～0.5	0.5～1.0	2～5
静脉注射（iv）	0.2～0.5	1～2	1～5	3～10	5～15
皮下注射（sc）	0.1～0.5	0.5～1.0	0.5～2	1.0～3.0	3～10

表3-2　动物实验常用麻醉药的用法与用量表

药物 （常用溶液浓度）	动物	给药途径	剂量（mg/kg）	麻醉维持时间和特点
戊巴比妥钠（3%～5%）	犬、猫、兔	iv ip sc	25～40 30～40 50	2～4小时，中途补充5mg/kg，可维持1小时以上，对呼吸、血压影响较小，肌肉松弛不完全，但麻醉稳定，常用
	豚鼠、大鼠、小鼠	ip	40～50	
10%异戊巴比妥钠（阿米妥钠）	兔、鼠	iv ip	40～50 30～100	2～4小时，对呼吸、血压影响小，肌肉松弛不全，麻醉不够稳定
硫喷妥钠（5%）	犬、猫	iv ip	15～50 25～50	维持15～30分钟，静脉注射宜缓，以免呼吸抑制。抑制呼吸严重，肌肉松弛不全
	兔	iv ip	13～80 50～80	
	大鼠	iv ip	50	

续表

药物 （常用溶液浓度）	动物	给药途径	剂量（mg/kg）	麻醉维持时间和特点
乌拉坦（20%）	兔、猫	iv、ip 口服（po）	900~1250 1000~1450	2~4小时，对心功能影响较小，对呼吸及生理神经反射抑制作用小，毒性小，较安全，但作用弱。主要适用于小动物的麻醉
	鼠	ip im	1000~1500 1300	
	蛙	淋巴囊	2000	
苯巴比妥钠（10%）	犬	iv ip	30~100 80~100	约8小时，对呼吸、血压影响较小，肌肉松弛不全，少用
	猫	iv ip	80~100	
氯醛糖（2%）	犬	口服（po） sc iv	100 100~150 60~100	约6小时，对血压及神经反射影响小、安全，但肌肉松弛不全，听觉抑制不深，适宜于心血管药物实验
	猫	sc im	15~80 34	
	兔	iv	50~100	
	大鼠	ip	50~80	

2. 局部麻醉 浸润麻醉、阻滞麻醉和椎管麻醉一般应用0.5%~1.0%盐酸普鲁卡因注射；眼、鼻、咽喉和黏膜表面麻醉可用2%盐酸可卡因溶液，滴入后数秒钟即可出现麻醉。如：

（1）兔在眼球手术时，可于结膜囊滴入0.02%盐酸可卡因溶液，数秒钟即可出现麻醉。

（2）猫的局部麻醉一般应用0.5%~1.0%盐酸普鲁卡因注射。黏膜表面麻醉宜用2%盐酸可卡因。

（3）犬的局部麻醉用0.5%~1.0%盐酸普鲁卡因注射。眼鼻、咽喉表面麻醉可用2%盐酸可卡因。

3. 麻醉注意事项

（1）静脉注射必须缓慢，同时观察肌肉紧张性、角膜反射和对皮肤夹捏的反应，当这些活动明显减弱或消失时，立即停止注射。配制的药液浓度要适中，不可过高，以免麻醉过急；但也不能过低，以减少注入溶液的体积。

（2）麻醉时需注意保温。麻醉期间，动物的体温调节功能往往受到抑制，出现体温下降，可影响实验的准确性。此时常需采取保温措施。

（3）慢性实验时，在寒冷冬季，麻醉剂在注射前应加热至动物体温水平。

（4）麻醉深度不够时，必须经过一定时间才能补足麻醉剂，且一次补加剂量不宜超过原剂量的20%~25%。

二、实验动物采血方法

1. 小鼠、大鼠的采血方法

（1）剪尾采血法 当所需血量很少时采用本法。固定动物并露出鼠尾。将尾部毛剪去后消毒，然后浸在45℃左右的温水中数分钟，使尾部血管充盈。再将尾擦干，用锐器（刀或剪刀）割去尾尖0.3~0.5cm，让血液自由滴入盛器或用血红蛋白吸管吸取。采血结束，伤口消毒并压迫止血。也可在尾部作一横切口，割破尾动脉或静脉，收集血液的方法同上。每鼠一般可采血10次以上。小鼠每次可取血0.1ml，大鼠0.3~0.5ml。

（2）鼠尾刺血法　大鼠用血量不多时（仅做白细胞计数或血红蛋白检查），可采用本法。先将鼠尾用温水擦拭，再用乙醇消毒和擦拭，使鼠尾充血。用 7 号或 8 号注射针头，刺入鼠尾静脉，拔出针头时即有血滴出，一次可采集 0.5 ~ 1.0ml。如果长期反复取血，应先靠近鼠尾末端穿刺，以后再逐渐向近心端穿刺。

（3）眼眶静脉丛采血法　采血者的左手拇指和食指从背部较紧地握住小鼠或大鼠的颈部（大鼠采血需带上纱手套），应防止动物窒息。取血时左手拇指及食指轻轻压迫动物的颈部两侧，使眶后静脉丛充血。右手持长颈（3 ~ 4cm）硬质玻璃滴管（毛细管内径 0.5 ~ 1.0mm），使采血器与鼠面呈 45° 的夹角，由眼内角刺入，针头斜面先向眼球，刺入后再转 180° 使斜面对着眼眶后界。刺入深度，小鼠为 2 ~ 3mm，大鼠为 4 ~ 5mm。当感到有阻力时即停止推进，同时，将针退出 0.1 ~ 0.5mm，边退边抽。若穿刺适当，血液能自然流入毛细管中，当得到所需的血量后，即除去加于颈部的压力，同时将采血器拔出，以防止术后穿刺孔出血。若技术熟练，用本法短期内可重复采血，左右两眼轮换更好。体重 20 ~ 25g 的小鼠每次可采血 0.2 ~ 0.3ml；体重 200 ~ 300g 的大鼠每次可采血 0.5 ~ 1.0ml，可适用于某些生化检验。

（4）眼眶采血法　左手持鼠，拇指与食指捏紧头颈部皮肤，使鼠眼球突出，右手持弯曲镊子或止血钳，钳夹一侧眼球部，将眼球摘除，鼠倒置，头部向下，此时眼眶很快流血。将血滴加入有抗凝剂的玻璃管内，直到流血停止。此法由于取血过程中动物未死，心脏不断跳动，一般可取鼠体重 4% ~ 5% 的血液量，是一种较好的取血方法，但只适合一次性取血。

（5）断头采血法　采血者的左手拇指和食指以背部较紧地握住大（小）鼠的颈部皮肤，并作动物头朝下倾的姿势。右手用剪刀猛剪鼠颈，1/2 ~ 4/5 的颈部前剪断，让血自由滴入盛器。小鼠可采血 0.8 ~ 1.2ml；大鼠采血 5 ~ 10ml。

（6）心脏采血法　鼠类的心脏较小，且心率较快，心脏采血比较困难，故少用。活体采血方法与豚鼠相同。若做开胸一次死亡采血，先将动物作深麻醉，打开胸腔，暴露心脏，用针头刺入右心室，吸取血液。小鼠每次可采血 0.5 ~ 0.6ml；大鼠每次可采血 0.8 ~ 1.2ml。

（7）颈动脉采血法　先将动物仰位固定，切开颈部皮肤，分离皮下结缔组织，使颈静脉充分暴露，可用注射器吸出血液。在气管两侧分离出颈动脉，离心端结扎，向心端剪口将血滴入试管内。

（8）腹主动脉采血法　先将动物麻醉，仰卧固定在手术架上，从腹正中线皮肤切开腹腔，使腹主动脉清楚暴露。用注射器吸出血液，防止溶血；或用无齿镊子剥离结缔组织，夹住动脉近心端，用尖头手术剪刀，剪断动脉，使血液喷入盛器。

（9）股动（静）脉采血法　先由助手握住动物，采血者左手拉直动物下肢，使静脉充盈。或者以搏动为指标，右手用注射器刺入血管。小鼠每次可采血 0.2 ~ 0.5ml，大鼠每次可采血 0.5 ~ 1.0ml。

2. 豚鼠采血法

（1）耳缘剪口采血法　将耳消毒后，用锐器（刀或刀片）割破耳缘，在切口边缘涂抹 20% 枸橼酸钠溶液，阻止血凝，则血可自切口自动流出，进入盛器。操作时，使耳充血，效果较好。此法能采血 0.5ml 左右。

（2）心脏采血法　取血前应探明心脏搏动最强部位，通常在胸骨左缘的正中，选心跳最明显的部位作穿刺。针头宜稍细长些，以免发生手术后穿刺孔出血，其操作手法详见兔心脏采血。因豚鼠身体较小，一般可不必将动物固定在解剖台上，而可由助手握住前后肢进行采血即可。成年豚鼠每周采血应不超过 5ml 为宜。

（3）股动脉采血法　将动物仰卧固定在手术台上，剪去腹股沟区的毛，麻醉后，局部用碘酒消毒。切开长 2 ~ 3cm 的皮肤，使股动脉暴露并分离。然后用镊子提起股动脉，远端结扎，近端用止血钳夹住，在动脉中央剪一小孔，用无菌玻璃小导管或聚乙烯、聚四氟乙烯管插入，放开止血钳，血液即从导管口流出。一次可采血 10~15ml。

（4）背中足静脉取血法 助手固定动物，将其左膝或右膝关节伸直提到术者面前。术者将动物脚背面用乙醇消毒，找出背中足静脉后，以左手的拇指和食指拉住豚鼠的趾端，右手持注射针刺入静脉。拔针后立即出血，呈半球状隆起。采血后，用纱布或脱脂棉压迫止血。反复采血时，两后肢交替使用。

3. 兔采血法

（1）心脏采血法 将家兔仰卧固定在兔板上，剪去心前区毛，用碘酒、乙醇消毒皮肤。用左手触摸胸骨左缘第 3~4 肋间隙，选择心脏跳动最明显处作穿刺点，右手持注射器，将针头垂直插入胸腔，通过针头感到心脏跳动时，再将针头刺进心脏，然后抽出血液。

注意事项：①动作宜迅速，以缩短在心脏内的留针时间和防止血液凝固；②如针头已进入心脏但抽不出血时，应将针头稍微后退一点；③在胸腔内针头不应左右摆动以防止伤及心肺，一次可取血 20~25ml。

（2）耳中央动脉采血法 将兔置于固定筒内，在兔耳的中央有一条较粗、颜色较鲜红的中央动脉，用左手固定兔耳，右手取注射器，在中央动脉的末端，沿着动脉平行地向心方向刺入动脉，即可见动脉血进入针筒，取血完毕后注意止血。此法一次抽血可达 15ml。但抽血时应注意，由于兔耳中央动脉容易发生痉挛性收缩，因此抽血前，必须先让兔耳充分充血，当动脉扩张，未发生痉挛性收缩之前立即进行抽血，如果等待时间过长，动脉经常会发生较长时间的痉挛性收缩。取血用的针头一般用 6 号针头，不要太细。针刺部位从中央动脉末端开始。不要在近耳根部取血，因耳根部软组织厚，血管位置略深，易刺透血管造成皮下出血。

（3）耳静脉采血法 本法为最常用的取血法之一，常作多次反复取血用，因此，保护耳缘静脉，防止发生栓塞特别重要（适当加温或涂擦二甲苯，使静脉扩张，能使采血更顺利）。将兔放入仅露出头部及两耳的固定盒中，或由助手以手扶住。选耳静脉清晰的耳朵，将耳静脉部位的毛拔去，用75%乙醇局部消毒，待干。用手指轻轻摩擦兔耳，使静脉扩张，用连有 6~8 号针头的注射器在耳缘静脉末端刺破血管，待血液漏出取血或将针头逆血流方向刺入耳缘静脉取血，取血完毕用棉球压迫止血。此种采血法一次最多可采血 5~10ml。

（4）后肢胫部皮下静脉采血法 将兔仰卧固定于兔板上，或由一人将兔固定好，拔去胫部被毛，在胫部上端股部扎以橡皮管，则在胫部外侧浅表皮下，可清楚见到皮下静脉。用左手两指固定好静脉，右手持带有针头的注射器从内皮下静脉平行方向刺入血管，回抽针栓，如血进入注射器，表示针头已刺入血管，即可取血。一次可取 2~5ml。取完后必须用棉球压迫取血部位止血，因此处不易止血，故压迫时间要略长些。如止血不妥，可造成皮下血肿，影响连续多次取血。

（5）股静脉、颈静脉采血法 先做股静脉和颈静脉暴露分离手术。①股静脉采血：注射器平行于血管，从股静脉下端向心方向刺入，徐徐抽动针栓即可取血。抽血完毕后要注意止血。股静脉较易止血，用干纱布轻压取血部位即可。若连续多次取血，取血部位宜尽量选择远心端。②外颈静脉采血：注射器由近心端（距颈静脉分支 2~3cm 处）向头侧端顺血管平行方向刺入，使注射针一直延伸至颈静脉分支叉处，即可取血。此处血管较粗，很容易取血，取血量也较多，一次可取 10ml 以上。取血完毕，拔出针头，用干纱布轻轻压迫取血部位也易止血。兔急性实验的静脉取血，用此法较方便。

三、实验动物处死方法

实验动物处死指在不影响实验结果的同时，以公众认可的、人道主义的方法短时间内处死实验动物的过程。

实验动物处死一般应遵循以下原则：尽量减少实验动物的痛苦，尽量避免实验动物产生惊恐、挣扎、喊叫；注意实验人员的安全，特别是在使用挥发性麻醉剂（如乙醚、安氟醚、三氟乙烷）时，一定要远离火源；选择容易操作的安乐死方法；不能影响动物实验的结果；尽可能地缩短致死时间，即从安乐死开始到动物意识消失的时间；判定动物安乐死是否成功，不仅要看实验动物呼吸是否停止，还要看神经反射、肌肉松弛等状况。

实验动物处死常用方法如下。

1. 颈椎脱臼法　是大、小鼠最常用的处死方法。用拇指和食指用力往下按住鼠头，另一只手抓住鼠尾，用力稍向后上方一拉，使之颈椎脱臼，造成脊髓与脑干断离，动物立即死亡。

2. 空气栓塞法　主要用于大动物的处死，用注射器将空气急速注入静脉，可使动物死亡。当空气注入静脉后，可在右心随着心脏的跳动使空气与血液相混致血液呈泡沫状，随血液循环到全身。如进入肺动脉，可阻塞其分支，进入心脏冠状动脉，造成冠状动脉阻塞，发生严重的血液循环障碍，动物很快死亡。一般兔与猫可注入 20~40ml 空气，犬可注入 70~150ml 空气。

3. 急性大失血法　用粗针头一次采取大量心脏血液，可使动物死亡。豚鼠与猴等皆可采用此法。鼠可采用眼眶动、静脉大量放血致死。犬和猴等在麻醉状态下，暴露出动物的颈动脉，在内端用止血钳夹住，插入套管，然后放松近心端的钳子，轻轻压迫胸部，尽可能大量放血致死。犬也可采用股动脉放血法处死。用硫喷妥钠 20~30mg/kg 静脉注射，犬则很快入睡，然后暴露股三角区，用利刀在股三角区作一个约 10cm 的横切口，将股动、静脉全部切断，立即喷出血液，用一块湿纱布不断擦去股动脉切口处的血液和凝块，同时不断用自来水冲洗流血，使股动脉切口保持通畅，动物 3~5 分钟内可死亡。

4. 吸入麻醉致死法　应用乙醚（安氟醚、三氟乙烷）吸入麻醉的方法处死。大、小鼠在 20~30 秒陷入麻醉状态，3~5 分钟死亡。应用此法处死豚鼠时，其肺部和脑会发生小出血点，在病理解剖时应予以注意。

5. 注射麻醉法　应用戊巴比妥钠注射麻醉致死。豚鼠可用其麻醉剂量 3 倍以上的剂量腹腔注射。猫可采用本药麻醉量的 2~3 倍药量静脉注射或腹腔内注射。兔可用本药 80~100ml/kg 的剂量急速注入耳缘静脉内。犬可用本药 100mg/kg 静脉注射。

6. 断头、毁脑法　常用于蛙类，用剪刀剪去头部，或用金属探针经过枕骨大孔破坏大脑和脊髓而致死。大、小鼠也可采用断头法，用剪刀在鼠颈部将鼠头剪掉，由于剪断了脑脊髓，同时大量失血，动物很快死亡。采用断头器断头指将动物的颈部放在断头器的铡刀处，慢慢放下刀柄接触到动物后，用力按下刀柄，将头和身体完全分离，这时有血液喷出，要多加注意。

7. 二氧化碳吸入法　吸入二氧化碳，此法被认为是处理啮齿类的理想方法。可将多只动物同时置入一个大箱或塑料袋内，然后充入 CO_2，动物在充满 CO_2 的容器内 1~3 分钟内死亡。

不同动物采血部位与采血量的关系见表 3-3。常用实验动物的最大安全采血量与最小致死采血量见表 3-4。

表 3 - 3 不同动物采血部位与采血量的关系

采血量	采血部位	动物
取少量血	尾静脉	大鼠、小鼠
	耳静脉	兔、狗、猫、猪、山羊、绵羊
	眼底静脉丛	兔、大鼠、小鼠
	舌下静脉	兔
	腹壁静脉	青蛙、蟾蜍
取中量血	后肢外侧皮下小隐静脉	狗、猴、猫
	前肢内侧皮下头静脉	狗、猴、猫
	耳中央动脉	兔
	颈静脉	狗、猫、兔
	心脏	豚鼠、大鼠、小鼠
	断头	大鼠、小鼠
取大量血	股动脉、颈动脉	狗、猴、猫、兔
	心脏	狗、猴、猫、兔
	颈静脉	马、牛、山羊、绵羊
	摘眼球	大鼠、小鼠

表 3 - 4 常用实验动物的最大安全采血量与最小致死采血量

动物	最大安全采血量（ml）	最小致死采血量（ml）
小鼠	0.2	0.3
大鼠	1	2
豚鼠	5	10
兔	10	40

第四章　药理学总论实验

⊘ 实验一　药物剂量对药物作用的影响

【目的】

观察不同剂量戊四氮对中枢系统的作用差异。

【原理】

药物的量－效关系指的是在一定范围内，药物作用与剂量（浓度）的大小有一定的关系。随药物剂量（浓度）的增加，药物作用出现的时间（潜伏期）缩短，作用强度增强。本实验通过给予小鼠不同剂量中枢兴奋药后，记录惊厥反应出现的潜伏期及表现，观察药物剂量对药物作用的影响。

戊四氮是中枢兴奋药，能兴奋呼吸中枢和心血管运动中枢，其作用迅速而强烈，使呼吸加深加快，血压微升；剂量稍大，兴奋可扩展到大脑皮质和脊髓，引起惊厥。

本实验观察不同剂量的戊四氮对药物作用的影响，药物作用表现快且明显，浓度差异大易于观察区分药物作用的差异，也可选用其他药物，如不同剂量的苯巴比妥钠，随剂量的增加，出现镇静、催眠、麻痹致死等作用。

【材料】

1. **器材**　小鼠鼠笼，1ml 注射器，电子秤。
2. **药品**　1% 戊四氮水溶液，0.1% 戊四氮水溶液。
3. **动物**　小鼠 4 只，体重 18~22g，雌雄各半。

【方法】

取体重相近的小鼠 4 只，随机分为 2 组，称量、记录体重，编号。每组小鼠分别腹腔注射 1% 戊四氮水溶液、0.1% 戊四氮水溶液，给药容积为 0.1ml/10g。记录注射时间，给药后分别放入不同的鼠笼中，不时加以触动，观察有无反射亢进现象，直至出现强直性惊厥，比较 2 组小鼠的惊厥潜伏期（从给药到发生强直性惊厥的时间）。

【结果】

将各组小鼠的实验结果记录在表 4－1 中。

表 4－1　不同浓度戊四氮对惊厥潜伏期的影响

鼠号	体重（g）	药物	药物容积（ml）	惊厥潜伏期
1		1% 戊四氮		
2		1% 戊四氮		
3		0.1% 戊四氮		
4		0.1% 戊四氮		

【注意】

1. 本实验中因为注射不同浓度的药液，注射器及针头要注意清洗干净，避免药液混淆，影响实验结果。

2. 腹腔注射药液时，注意避免药液漏出，影响药物作用的观察。

【思考题】

1. 什么是药物的量－效关系？

2. 量－效关系对临床指导用药有何意义？

◎ 实验二　药物理化性质对药物作用的影响

【目的】

观察不同溶解度的钡盐的作用性质及作用强度的差异。

【原理】

药物的理化性质（脂溶性、解离度等）会影响药物在体内的吸收、分布及排泄的过程，也会影响药物作用出现的快慢及强弱。本实验观察溶解度不同的钡盐对药物作用的影响。

钡离子是一种极强的肌肉毒剂，过多的钡离子被吸收入血后，可对各种类型的肌肉组织产生过度的刺激和兴奋作用，最后转为抑制而导致肌麻痹，出现四肢瘫软、心肌受累、呼吸麻痹而致死。钡盐分可溶性钡盐（氯化钡）和不溶性钡盐（硫酸钡）。口服可溶性钡盐，可迅速被吸收，引起实验动物中毒死亡；而口服不溶性钡盐，钡离子不吸收，对实验动物正常活动无影响。因此，钡盐的毒性与其溶解度有关。

本实验选用溶解度不同的钡盐观察药物理化性质对药物作用的影响，能快速明显区分二者的药物作用差异，操作简便，成功率高，易于重复。

【材料】

1. **器材**　小鼠鼠笼，1ml 注射器，小鼠灌胃针头，电子秤。

2. **药品**　5% $BaSO_4$ 混悬溶液，5% $BaCl_2$ 溶液。

3. **动物**　小鼠 4 只，体重 18～22g，雌雄各半。

【方法】

取体重相近的小鼠 4 只，随机分为 2 组（甲组和乙组），称量、记录体重，编号，观察其正常活动。

甲组每只小鼠分别腹腔注射 5% $BaCl_2$ 溶液、乙组每只小鼠分别腹腔注射 5% $BaSO_4$ 混悬溶液，0.2ml/10g。给药后小鼠分别放回鼠笼中，观察小鼠给药后出现的反应。

【结果】

将各组小鼠的实验结果记录在表 4－2 中。

表 4－2　5% $BaSO_4$ 与 5% $BaCl_2$ 对小鼠的作用

鼠号	体重（g）	药物	用药后反应
1			
2			
3			
4			

【注意】

1. 给药后小鼠反应迅速，应密切注意和记录小鼠的表现。

2. $BaSO_4$溶液是混悬液，用注射器吸取药液前，应先混匀，避免只吸取上清液，给药剂量不准确。

3. 本实验中注射器及针头要注意清洗干净，避免药液混淆，影响实验结果。

4. 腹腔注射药液时，注意避免药液漏出，影响药物作用的观察。

【思考题】

小鼠腹腔注射5% $BaSO_4$和5% $BaCl_2$后有何反应，为什么？

◎ 实验三　肝功能损害对药物作用的影响

【目的】

观察肝功能状态对药物作用的影响及学习筛选肝功能保护药的简单方法。

【原理】

肝脏是体内重要的代谢器官，绝大部分药物经肝脏代谢后，代谢产物无活性，少数药物需经肝脏代谢转化成有活性的代谢产物，产生药物作用。当肝功能损害后，肝脏对药物的代谢功能减弱，引起药物的作用增强或减弱，或出现毒性作用。戊巴比妥钠是镇静催眠药，主要经肝脏代谢，本实验观察肝脏损伤后，对戊巴比妥钠诱导睡眠作用的影响。

CCl_4进入肝细胞后，经肝细胞色素 P450 激活，生成三氯甲基自由基（$CCl_3 \cdot$），后者与膜脂质和蛋白质分子发生共价结合，破坏膜组织结构和功能完整性，特别是损伤线粒体膜组织结构，影响代谢功能和能量合成，最终可导致肝细胞变性，坏死。

CCl_4致肝损害是最为常用肝损害模型，可诱导急性和慢性肝损害，实验操作简单，成功率较高，重复性好。不同种属动物和给药途径所需的剂量有差异。

【材料】

1. **器材**　小鼠鼠笼，1ml 注射器，电子秤。

2. **药品**　5% CCl_4油溶液，0.3% 戊巴比妥钠溶液。

3. **动物**　小鼠 4 只，体重 18~22g，雌雄各半。

【方法】

取体重相近的小鼠 4 只，随机分为 2 组（甲组和乙组），称量、记录体重，编号，观察其正常活动。

甲组每只小鼠在实验前 12~16 小时，按体重分别皮下注射 5% CCl_4油溶液 0.1ml/10g，造成肝损伤，乙组小鼠未做上述处理，所有动物禁食 12 小时。实验时，甲、乙两组中每只小鼠分别腹腔注射 0.3% 戊巴比妥钠溶液，0.2ml/10g（40mg/kg）。给药后，记录小鼠翻正反射消失和重现的时间，计算每只小鼠的睡眠时间，比较两组小鼠的反应有何差异。

【结果】

将各组小鼠的实验结果记录在表 4-3 中。

表 4 – 3　戊巴比妥钠对正常和肝功能损害小鼠睡眠反应的影响

鼠号	体重	药物		翻正反射		睡眠时间
		5% CCl₄油溶液	0.3%戊巴比妥钠溶液	消失时间	重现时间	
1		+	+			
2		+	+			
3		–	+			
4		–	+			

【注意】

1. 实验时注意环境温度，避免温度过低，影响观察结果。

2. CCl₄需用油（花生油、豆油）稀释成所需浓度，且必须充分搅拌使其完全均匀溶解，注射剂量不宜过大，否则易造成中毒死亡。

3. CCl₄注射后，需禁食过夜，形成肝损伤显著。

4. 翻正反射消失是指小鼠仰面朝上，1 分钟内不能自主翻身为标准，如能自主翻身则判为清醒。

【思考题】

1. 肝损伤小鼠为什么会延长戊巴比妥钠诱导的睡眠时间？

2. 肝功能损伤的患者用药时应注意哪些事项？

⊗ 实验四　不同给药途径对药物作用的影响

【目的】

观察不同给药途径对硫酸镁药物作用性质、作用速度及作用强度的影响。

【原理】

对动物进行给药时，由于给药途径不同，不仅会影响到药物作用的快慢、强弱及维持时间的长短，有时还会改变药物作用的性质并产生不同的药理作用。

给药途径：①口服。最常见的给药方式。但是要经过肝脏首过效应，就是从胃肠道吸收进入门静脉系统的药物首先经过肝脏代谢，再进入血液循环。若药物首关消除高，则进入体内血液中的药量少，生物利用度就会下降。②吸入。肺泡表面积大，血流量丰富，气态药物或气化的药物通过吸入给药被迅速吸收。③注射。包括静脉注射、静脉点滴（没有吸收的过程，药效发挥最快）、肌内注射、皮下注射等。④经皮肤给药。

硫酸镁由于给药途径不同而产生不同的药理作用，硫酸镁腹腔注射给药时，会抑制中枢及外周神经系统，使骨骼肌、心肌、血管平滑肌松弛，从而发挥肌松作用和降压作用；而硫酸镁灌胃时，肠胃很少吸收增加肠容积而促进肠道推进性蠕动，产生泻下作用，故腹腔注射鼠出现肌张力明显减弱，处于安静状态；灌胃鼠则出现轻微腹泻现象。

【材料】

1. 器材　1ml 注射器，小鼠灌胃器，鼠笼，天平。

2. 药品　4%硫酸镁。

3. 动物　实验小鼠 6 只，18 ~ 22g，雌雄各半。

【方法】

取体重相近的小鼠6只，随机分为2组，称重，标记，一组腹腔注射4%硫酸镁0.2ml/10g，另一组以同样剂量灌胃，观察并记录小鼠给药出现的症状。

【结果】

将结果填入表4-4中。

表4-4　不同给药途径对药物作用的影响

组别	体重（g）	药物及剂量	给药途径	给药后反应
腹腔注射组				
灌胃组				

【注意】

1. 如果灌胃组小鼠也出现抑制，甚至呼吸麻痹而死亡，系由技术操作失误所致。
2. 注射硫酸镁的速度要缓慢。

【思考题】

1. 由于给药途径不同，对药物的作用会产生什么影响？
2. 给药途径不同时，药物的作用为什么有的会出现质的差异，有的会出现量的不同？

❯❯ 实验五　药物的拮抗作用

【目的】

观察拟胆碱药与抗胆碱药之间的拮抗作用，以理解药物的受体机制。

【原理】

虹膜括约肌受副交感神经支配，此神经兴奋或应用拟胆碱药时瞳孔缩小，应用抗胆碱药时瞳孔扩大。

【材料】

1. 器材　兔固定盒，游标卡尺，滴管。
2. 药品　0.05%硫酸阿托品注射液，0.2%硝酸毛果芸香碱注射液。
3. 动物　家兔1只，体重2~3kg，雌雄均可。

【方法】

1. 取家兔放于兔固定箱内固定，用毛剪剪去兔两眼睫毛，然后用瞳孔量尺测量瞳孔大小，连续3次，取平均值。

2. 在家兔左眼滴入0.2%毛果芸香碱3滴，滴药时用拇指和示指将下眼睑提起，使成囊状，再用中指压住鼻泪管开口处，防止药液流入鼻泪管而不起作用。15分钟后再测量瞳孔大小，连续3次，取平均值，并进行比较。

3. 滴入毛果芸香碱20分钟后，分别于两眼滴入0.05%硫酸阿托品注射液3滴，15分钟后观察两眼瞳孔变化，并测量其大小，连续3次，并取平均值。

【结果】

按表4-5记录实验结果。

表 4 – 5 毛果芸香碱和阿托品的相互拮抗作用

项目		正常	毛果芸香碱	阿托品
瞳孔大小	左眼			
	右眼			

【注意】

1. 每次测量瞳孔时光照条件（如光照强度）要一致，以免影响实验结果。
2. 测量瞳孔直径时不能接触或刺激角膜，以免影响瞳孔大小。

【思考题】

从实验结果中如何说明药物的拮抗作用？

◇ 实验六 磺胺嘧啶半衰期的测定

【目的】

掌握药物半衰期的测定方法及学习计算半衰期。

【原理】

磺胺类药物在酸性溶液中，可与亚硝酸钠起重氮反应，产生重氮盐，此盐在碱性溶液中，与酚类化合物（麝香草酚）起偶联反应，形成橙色的偶氮化合物。利用光电比色法测定给药前后不同时间血浆药物浓度的变化。

当测定药物半衰期时，药物单次静脉注射给药后，可在不同时间取血检测药物浓度，至少取 6~7 个点，以判断曲线类型。若以药物浓度的对数对时间作图，得一直线，由直线上任意两点算出斜率。

$$斜率（b）= \frac{\lg c_1 - \lg c_2}{t_1 - t_2}$$

式中，c_1 和 c_2 为直线上任意两点浓度，t_1 和 t_2 分别为该浓度相应的时间。当符合一室模型药物静脉注射后，可准确地测知两个不用时间（t_1，t_2）的血药浓度（c_1，c_2）后，即可代入 $b = -K/2.303$，求出消除率常数 K。

$$K = -2.303 \frac{\lg c_1 - \lg c_2}{t_1 - t_2}$$

而 $t_{1/2}$ 与 K 的关系如下：

$$t_{1/2} = \frac{0.693}{K}$$

另一描述药物消除规律的有用参数是药物体内留存率（R_t），即每隔 t 小时体内留存药量占原药量的比率。$t_{1/2}$ 与 R_t 的关系如下：

$$t_{1/2} = -0.301 \frac{T}{\lg R_t} = -0.301 \frac{t_2 - t_1}{\lg c_2 - \lg c_1}$$

式中，c_1，c_2 为不同时间的血药浓度。$t_2 - t_1$ 为两次取血的时间间隔。本实验以磺胺嘧啶钠盐为例介绍药物半衰期 $t_{1/2}$ 的测定方法。求出该药物的血浆半衰期 $t_{1/2}$。

【材料】

1. 器材 兔手术台，手术器械，722 型分光光度计，离心机及试管，吸管，滴管。

2. 药品 20% 乌拉坦，20% 磺胺嘧啶，6% 三氯醋酸，0.5% 麝香草酚（用 20% 新鲜配制），0.5% 亚硝酸钠，0.5% 肝素。

3. 动物 家兔，体重 2.0 ~ 3.0kg，雌雄皆可。

【方法】

1. 实验兔背位固定，20% 乌拉坦 5ml/kg 耳缘静脉注射麻醉。

2. 颈部手术：气管插管，颈总动脉插管。

3. 体内肝素化：耳缘静脉注射 0.5% 肝素 1ml/kg。

4. 加样试管的准备：取离心管 8 支，编号为对照、0、5、10、20、30、40、60，各管加入 6% 三氯醋酸 7.8ml。

5. 肝素化后 5 分钟从对侧耳缘静脉取血 0.5ml，再准确吸取 0.2ml 加入对照组离心管。

6. 耳缘静脉注入 20% 磺胺嘧啶溶液 2ml/kg，分别于给药后的第 0、5、10、20、30、40、60 分钟时放血 0.5ml，每次准确吸取 0.2ml 加入相应编号的离心管混匀。

7. 样品管离心（1500r/min，5 分钟）。

8. 测定：取试管 8 支按表 4 - 6 编号加样测定。

表 4 - 6　试样加入次序

	对照管	待测管						
		0′	5′	10′	20′	30′	40′	60′
给药前上清液（ml）	3	—	—	—	—	—	—	—
给药后上清液（ml）	—	3	3	3	3	3	3	3
0.5% 亚硝酸钠（ml）	1	1	1	1	1	1	1	1
0.5% 麝香草酚（ml）	2	2	2	2	2	2	2	2

【结果】

按表 4 - 7 记录实验结果。

表 4 - 7　磺胺嘧啶半衰期的测定

	对照管	待测管						
		0′	5′	10′	20′	30′	40′	60′
光密度（A）								
浓度（C）								
浓度对数（$\lg C$）								

【注意】

1. 给磺胺嘧啶时一定要注入静脉内，若注射至皮下将会影响 $t_{1/2}$ 测定。

2. 每次取血前先将插管中残血放掉。

3. 每吸取一个血样时，必须更换吸嘴。

4. 操作程序不得颠倒，每次加试剂后必须混匀。

5. 采血时间不准时，应记录实际时间。

6. 血液加到装三氯醋酸试管内立即振摇，否则易出现凝血块。

【思考题】

1. 血药浓度半衰期的定义？

2. 简述 $t_{1/2}$、生物利用度和表观分布容积的定义和意义。

◈ 实验七　半数致死量的测定

【目的】

掌握半数致死量的测定方法及意义。

【原理】

半数致死量（LD_{50}）是衡量药物毒性大小的指标，评价药物优劣的重要参数，是申报新药过程中必须提供的药理学资料。半数致死量的测定方法很多，寇氏法、图解法、概率法等。本次实验用改良寇氏法。此法设计简单、计算方便、要求不高，但精度不够，一般仅用于毒性的初步测定。

改良寇氏法即取小鼠随机分组、编号、称重。各组按等比剂量分别腹腔注射普鲁卡因（Procaine）溶液。记录各组动物死亡数，列表统计 p 值。按公式 $LD_{50} = \log^{-1}[X_m - i(\sum p - 0.5)]$ 计算普鲁卡因的半数致死量。

【材料】

1. **器材**　小鼠笼、1ml 注射器。
2. **药品**　普鲁卡因（Procaine）系列浓度溶液。
3. **动物**　小鼠，60 只，体重 18～22g，雌雄各半。

【方法】

1. **改良寇氏（Karber）法计算 LD_{50}**　此法常用小鼠或大鼠来进行测定，先以少量动物做预实验，以获得粗略的最大不致死量（LD_0）和最小全致死量（LD_{100}）。然后，在此范围内按等比级数分成 4～6 组。从求得的 LD_0 及 LD_{100} 计算相邻组间剂量的公比（r）：

$$1/r = \sqrt[(n-1)]{b/a} \tag{4-1}$$

式中，n 为欲分组数；b 为预实验的 LD_{100} 剂量；a 为预实验的 LD_0 剂量。各组剂量分别为：b、br、br^2、br^3。

例如：通过预实验，求得普鲁卡因（Procaine）的 LD_0 为 98.3mg/kg，LD_{100} 为 240mg/kg，设 5 组进行实验，各组剂量为多少？

将例题数据代入公式（4-1）：

$$1/r = \sqrt[(n-1)]{b/a} = \sqrt[4]{240/98.3} = 1.25$$

则：$r = 0.8$。

故各组剂量分别为：$b = 240$；$br = 192$；$br^2 = 153.6$；$br^3 = 122.9$；$br^4 = 98.3$（mg/kg）。

依上述分组求得各组死亡率（或有效率）后，即可按改良寇氏法公式计算 LD_{50}（或 ED_{50}）。

各组死亡率分别为 94.0%、81.3%、50.0%、31.3% 及 6.3%，则将实验结果列表见表 4-8。

表 4-8　药物 LD_{50} 测定

X 组别	剂量（mg/kg）	对数剂量（X）	小鼠数（n）	死亡 只数	死亡 %	p	p^2
1							
2							
3							
4							
5							

注：$X_m = 2.3802$；$n = 16$；$\sum p = 2.63$；$\sum p^2 = 1.93$；$i = 0.0969$。

式中，X_m 为最大剂量的对数（例中 $\log 240 = 2.3802$）；i 为相邻两组剂量的对数间距；n 为每一剂量组的动物数；p 为各组动物的死亡率，以小数表示；$\sum p$ 为各组动物死亡率的总和。

2. 应用改良寇氏（Karber）法计算半数致死量（LD_{50}）及其可信限

（1）求 LD_{50}

$$LD_{50} = \log^{-1}\left[X_m - i\left(\sum p - 0.5\right)\right] \qquad (4-2)$$

将表内数值代入公式（4-2）进行计算：

$$LD_{50} = \log^{-1}\left[2.3802 - 0.0969 \times (2.63 - 0.5)\right]$$
$$= \log^{-1} 2.1742$$
$$= 149 \ (mg/kg)$$

（2）求 LD_{50} 的 95% 可信限

$$\log^{-1}(m \pm t \cdot S_m) \qquad (4-3)$$

质反应时 $p = 0.95$ 时：$t = 1.96$；$m = X_m - i\left(\sum p - 0.5\right)$

$$S_m \ (m\text{的标准误}) = i\sqrt{(p - p^2)/(n-1)} \qquad (4-4)$$

则将表内数值代入公式（4-4）得到：$S_m = 0.0969\sqrt{(2.63 - 1.93)/(16 - 1)} = 0.0208$

将 S_m 数值代入公式（4-3）计算可信限：

上限：$\log^{-1}(2.1742 + 1.96 \times 0.0208) = \log^{-1} 2.2149 = 164$

下限：$\log^{-1}(2.1742 - 1.96 \times 0.0208) = \log^{-1} 2.1335 = 136$

（3）LD_{50} 及 95% 可信限的表述为：149（136～164）（mg/kg）。

3. 实验步骤

（1）预实验　根据经验或参考文献确定一个估计值，用少量动物做预实验，获得粗略的 LD_0 和 LD_{100}。

（2）确定剂量组数及剂量比　本实验确定为 5 组，剂量比为 $1:0.8$。

（3）按等比系列稀释药物　本实验从 1.5% 开始，按 $1:0.8$ 的剂量比稀释成 5 种浓度。

（4）分组　取 50 只小鼠，随机分成 5 组，每组 10 只（随机分组）。

（5）药物　每组小鼠用一种浓度的普鲁卡因溶液 ip 0.2ml/10g。

（6）观察并记录死亡百分率　小鼠注射普鲁卡因后 1～2 分钟出现不安症状，继而惊厥，然后转入抑制。最后有的小鼠死亡，不死者一般在 15～20 分钟内恢复常态。故观察 30 分钟内的死亡率即可（一般应观察 72 小时）。

（7）将全室实验结果归纳，填入下表，按步骤代入公式（4-2）、公式（4-4）、公式（4-3），求出 LD_{50} 及 95% 可信限。

【结果】按表 4-9 记录实验结果。

表 4-9　普鲁卡因（Procaine）半数致死量的测定

X 组别	剂量（mg/kg）	对数剂量（X）	小鼠数（n）	死亡 只数	死亡 %	p	p²
1							
2							
3							
4							
5							
$X_m =$		$n =$	$\sum p =$	$\sum p^2 =$		$l =$	

【注意】

1. 应在实验过程中学习实验设计的一般原则以及有关的统计学概念：95%可信区间。

2. 为减少实验误差，要求专人称重、专人取药、专人给药，应分工明确。

【思考题】

1. 什么是半数有效量（ED_{50}）及半数致死量（LD_{50}）？

2. 什么是治疗指数？其意义何在？

≫ 实验八 半数有效量的测定

【目的】

掌握半数有效量的测定方法及计算方法。

【原理】

戊巴比妥钠为巴比妥类镇静麻醉药，用适当剂量给小鼠腹腔注射后产生的催眠效应，常用翻正反射的消失来判断。该指标仅有阳性（催眠）和阴性（不催眠）两种现象，属于质反应。

质反应量–效曲线的横坐标为对数剂量，纵坐标为累加阳性频数，可得标准的S形曲线。在一定的剂量范围内各组的反应率将随着剂量加大而递增。而在该曲线的中央部分（50%反应处）接近一条直线，斜度最大，其剂量测定也最为准确，误差最小。

药物安全性的评价。治疗指数（TI）= LD_{50}/ED_{50}，安全系数（SF）= LD_5/ED_{95}，可靠安全系数（CSF）= LD_1/ED_{99}，三者数值大，说明药物安全性好。

【材料】

1. 器材 烧杯，注射器，电子天平。

2. 药品 不同浓度的戊巴比妥钠。

3. 动物 小鼠，体重18~22g，雌雄各半。

【方法】

取体重18~22g小鼠30只，随机分为5组，称重，每组6只，编号。分别给每组小鼠腹腔注射不同剂量（49mg/kg、39mg/kg、31mg/kg、25mg/kg、20mg/kg）的戊巴比妥钠，给药顺序按剂量从低到高，记录给药时间。以翻正反射消失作为入睡指标，给药15分钟后，记录实验组出现催眠的鼠数，汇集全班结果。采用公式 $ED_{50} = \log^{-1}[X_m - i \times (\sum p - 0.5)]$（式中，$ED_{50}$为药物半数有效量；$X_m$为最大剂量对数值；$i$为相邻两组剂量比值的对数；$P$为动物反应率；$\sum P$为各组反应率的总和）计算结果。

【结果】按表4-10记录实验结果。

表4-10 戊巴比妥钠的半数有效量的测定

组别	剂量（mg/kg）	log D	实验鼠数（只）	催眠鼠数（只）	反应百分率（%）	ED_{50}
1						
2						
3						
4						
5						

【注意】

1. 一定以翻正反射消失作为入睡指标，如果小鼠卧着貌似入睡，但翻转使其腹部向上，松手后不能保持腹部向上体位则不算入睡。

2. 本实验为定量实验，注射药量必须准确。给药后要仔细观察药物反应，但不可过多地翻动小鼠，以免影响实验结果。

3. 实验室温以 25℃ 为宜。

【思考题】

半数有效量（ED_{50}）测定的目的和意义如何？

▷ 实验九　不同酸碱度对药物吸收的影响

【目的】

以不同 pH 的士的宁溶液灌胃后，对药物作用出现毒性反应的快慢进行比较，了解溶液 pH 对弱酸弱碱药物透过生物膜速率的影响。

【原理】

临床应用的药物多属于弱酸性或弱碱性药物，它们在不同 pH 溶液中的解离状态不同。弱碱性药物在 pH 高的溶液中解离度小，容易跨膜转运，吸收较快。

【材料】

1. **器材**　电子秤，注射器，灌胃针头。

2. **药品**　2% 士的宁和 0.3mol/L 碳酸氢钠的等量混合液（pH = 8.0），2% 士的宁和 0.2mol/L 盐酸的等量混合液（pH = 1.0）。

3. **动物**　小鼠，体重 18 ~ 22g，雌雄各半。

【方法】

取小鼠 4 只分别称重，编号观察各鼠一般情况，依次给药。1 ~ 2 号鼠灌胃给予 2% 士的宁和 0.3mol/L 碳酸氢钠的等量混合液 0.2ml/10g。3 ~ 4 号鼠灌胃给予 2% 士的宁和 0.2mol/L 盐酸的等量混合液 0.2ml/10g。各鼠给药后立即密切观察，并记录小鼠出现惊厥的时间，症状及死亡时间，比较两组小鼠有无差别，并对结果进行分析讨论。

【结果】

将实验中观察到的结果记录在表 4 – 11 中。

表 4 – 11　不同酸碱度对药物吸收的影响

编号	性别	体重	出现惊厥时间	死亡时间
1				
2				
3				
4				

【注意】

1. 要求给药剂量准确。

2. 注意药物溶解混匀。

3. 给药后计时并细心观察小鼠行为变化。

【思考题】

1. 不同 pH 的溶液为什么会影响药物的跨膜转运?

2. 试讨论不同 pH 溶液影响药物跨膜转运的临床意义。

▷ 实验十 不同剂量对药物作用的影响

【目的】

观察不同剂量的戊巴比妥钠对中枢神经系统作用的差异。

【原理】

镇静催眠药巴比妥类是中枢神经系统抑制药。巴比妥类药物对中枢神经系统的抑制作用在一定范围内可随剂量的增大而呈现出明显的药效变化。镇静作用的指标主要是动物自发活动减少;催眠作用则是以动物的共济运动失调为指标,当环境安静时,可以逐渐入睡。至于翻正反射的消失可以代表催眠作用,又可以反映催眠药的麻醉作用。

【材料】

1. **器材** 天平,钟罩,注射器 1ml,针头(5 号)。

2. **药品** 0.2%,0.4%,0.8% 戊巴比妥钠溶液。

3. **动物** 小鼠 3 只,体重 18～22g,雌雄皆可。

【方法】

1. 取小鼠 3 只,编号,称体重,观察并记录正常活动,检查翻正反射情况。

2. 腹腔注射药物。1 号鼠:0.2% 戊巴比妥钠 20mg/kg;2 号鼠 0.4% 戊巴比妥钠 40mg/kg;3 号鼠:0.8% 戊巴比妥钠 80mg/kg。以上各鼠给药容积均为 0.1ml/10g。

3. 给药后,观察并比较小鼠活动情况,记录翻正反射消失及恢复时间。

【结果】

将实验结果整理记入表 4-12 中。

表 4-12 不同剂量戊巴比妥钠对中枢神经系统的抑制作用

编号	体重(g)	药物剂量	给药时间	翻正反射消失时间	翻正反射恢复时间	催眠潜伏期(min)	睡眠持续期(min)
1							
2							
3							

【注意】

翻正反射是指清醒状态下的人和动物处于不正常体位时,可通过一系列动作将体位恢复常态的反射活动。观察小鼠翻正反射；用手轻轻地将小鼠侧卧或者仰卧，小鼠能立即翻正体位，恢复正常姿势，说明翻正反射存在；将小鼠置于背卧位时，如超过 30 ~ 60 秒不能翻正者，即认为翻正反射消失，进入睡眠。从给药到翻正反射消失的时间为睡眠潜伏期，翻正反射消失到翻正反射恢复的时间为睡眠持续期。

【思考题】

1. 药物剂量对药物作用的起效快慢、作用强弱有何影响？

2. 药物的量效关系对临床用药有何意义？

⊗ 实验十一　给药途径对药物吸收速度的影响

【目的】

观察不同给药途径给予同等剂量的戊巴比妥钠所引药物作用快慢的差别。

【原理】

不同的给药途径其吸收率及吸收速度不一样，可直接影响药物作用的快慢、强弱及维持时间。

戊巴比妥钠为镇静催眠药，不同给药途径影响其在药理作用的强度。

【材料】

1. 器材　普通电子称、小鼠笼、1ml 注射器、小鼠灌胃管、小烧杯。

2. 药品　0.25% 戊巴比妥钠溶液。

3. 动物　小鼠，体重 20 ~ 25g，雌雄各半。

【方法】

取小鼠 6 只，以 A、B、C 三组，分别称重，观察各小鼠的一般情况，依次给药。

（1）A 组小鼠以灌胃法给予 0.25% 戊巴比妥钠溶液 0.2ml/10g。

（2）B 组小鼠以皮下注射法给予 0.25% 戊巴比妥钠溶液 0.2ml/10g。

（3）B 组小鼠以腹腔注射法给予 0.25% 戊巴比妥钠溶液 0.2ml/10g。

每次给药后立即记下当时时间，密切观察小鼠的反应，当小鼠出现翻正反射消失时，再记录时间。

从给药到首次出现翻正反射消失的一段时间，为入睡开始时间（即药物作用的潜伏期），同时记录小鼠的清醒时间，从出现药效反应到药效消失，为药物作用维持时间。比较 3 组小鼠结果有无差别。并对结果进行分析讨论。

【结果】将观察到的实验结果填入表 4 - 13 中。

表 4 - 13　不同给药途径对戊巴比妥钠作用的影响

鼠号	性别	体重（g）	给药途径	潜伏期（min）	维持时间（min）
1					
2					
3					
4					
5					
6					

【注意】

1. 要求给药剂量一定要准确。

2. 保持环境安静。密切关注动物行为发生变化，并记录相应时刻。

【思考题】

1. 给药途径不同，为什么会影响药物作用？

2. 比较各种给药途径的优缺点。

【注意】

1. 要求给药剂量一定要准确。

2. 保持环境安静。密切关注动物行为发生变化，并记录相应时刻。

第五章　传出神经系统药理实验

传出神经系统分为自主神经系统和运动神经系统。自主神经系统包括交感神经系统和副交感神经系统。传出神经末梢释放的递质主要有乙酰胆碱和去甲肾上腺素，根据其释放递质的不同，将传出神经分为胆碱能神经和去甲肾上腺素能神经。胆碱能神经包括全部交感神经和副交感神经的节前纤维、运动神经、全部副交感神经的节后纤维和极少数交感神经节后纤维（支配汗腺分泌和骨骼肌血管舒张的神经），去甲肾上腺素能神经则包括绝大部分交感神经节后纤维。前者释放乙酰胆碱，后者主要释放去甲肾上腺素。

在传出神经系统效应器官上分布有不同的受体，当神经末梢释放的递质与效应器官的受体相结合后，可以产生不同的生理效应。例如：乙酰胆碱与位于骨骼肌上的 N_2 受体结合之后，引起骨骼肌的兴奋，产生震颤和收缩；去甲肾上腺素与心脏 β_1 受体结合之后，引起心肌收缩力加强、心率的加快、心脏传导加快。

交感神经系统药物对于心脏和血管影响较为明显，研究该类药物常用的实验方法主要有心血管系统中的血压实验、离体和在体心脏实验、离体主动脉条实验等；还可采用一些体外实验分析药物的作用部位，例如：豚鼠气管、豚鼠回肠、大鼠胃底条等实验。副交感神经系统药物对于平滑肌、腺体影响较为显著，研究中常观察其对胃肠道平滑肌、唾液、瞳孔及血压的影响。例如：观察药物对离体或在体动物肠平滑肌活动影响。此外，可通过测定传出神经递质儿茶酚胺和乙酰胆碱的含量，或采用放射性配基受体结合实验对胆碱能受体和肾上腺素受体进行定位、定性的研究，来探讨传出神经系统药物的作用机制。

▷ 实验一　毛果芸香碱和阿托品对腺体分泌的作用

【目的】

观察 M 受体激动剂毛果芸香碱和阻断剂阿托品对小鼠唾液分泌的影响。

【原理】

胆碱受体可分为 M 受体和 N 受体，M 受体主要分布在心脏、眼、内脏平滑肌及腺体。唾液腺对 M 受体激动剂和拮抗剂的反应最为明显，当唾液腺 M 受体激动时，腺体分泌增加；阻断 M 受体时，腺体分泌减少。

激动胆碱受体可增加腺体的分泌，其中唾液腺对药物作用最敏感。

本实验先给予小鼠毛果芸香碱，促进唾液腺的分泌，然后再给阿托品，观察其拮抗毛果芸香碱的作用。唾液腺分泌易受个体差异的影响，变化较大，因而须有严格的对照观察。

【材料】

1. **器材**　1ml 注射器，分析滤纸，天平，直尺。
2. **药品**　0.1% 硝酸毛果芸香碱，0.05% 硫酸阿托品溶液。
3. **动物**　小鼠 6 只，体重 18~22g，雌雄兼用。

【方法】

取小鼠 6 只，称重、编号，随机分为甲乙两组，观察唾液分泌的正常情况后，甲乙两组小鼠首先腹腔注射 0.1% 硝酸毛果芸香碱 0.2ml/10g，计时，分别在给药后 0、5、10、15 分钟四个时间点测定每只小鼠唾液分泌量。然后乙组小鼠腹腔注射 0.05% 阿托品 0.2ml/10g，甲组小鼠给生理盐水作为对照，同样在给药后 0、5、10、15 分钟四个时间点测定每只小鼠唾液分泌量。

唾液分泌量测定方法，将小鼠抓取固定于左手，头部朝下，右手将滤纸接触小鼠口角 10 秒后，测定小鼠唾液在滤纸上形成湿斑的直径，即可间接反映小鼠唾液分泌量。

【结果】

按表 5 - 1 记录实验结果。

表 5 - 1　毛果芸香碱和阿托品对腺体分泌的影响

鼠号		体重	药物（毛果芸香碱）剂量	唾液分泌量（mm）				鼠号		药物剂量	唾液分泌量（mm）			
				0min	5min	10min	15min				0min	5min	10min	15min
甲组	1							生理盐水	1					
	2								2					
	3								3					
乙组	4							阿托品	4					
	5								5					
	6								6					

【注意】

1. 小鼠给药后，捉拿时注意不应将小鼠头部接触到实验台面，以免影响实验结果。

2. 测定湿斑时，小鼠头部与滤纸接触后保持稳定，形成圆形的湿斑，以减少测量误差。

【思考题】

1. 用本方法测定小鼠唾液腺的分泌应注意哪些问题？

2. 阿托品抑制腺体分泌作用的药理学基础及临床意义是什么？

实验二　药物对家兔离体肠平滑肌的作用

【目的】

掌握离体家兔肠标本的取材方法及注意事项，观察阿托品与乙酰胆碱对兔离体肠管的影响。

【原理】

离体兔肠平滑肌在适当的条件下可保持较长时间的自动节律性收缩。根据受体在肠平滑肌中分布的特点，可观察药物的作用，并可借助工具药分析其作用机制。

多种动物的离体肠肌可用来进行传出神经系统药物实验，一般采用豚鼠或兔的肠道。家兔空肠因具有规则的波形蠕动，适用于观察药物对此运动的影响。作为离体实验，它具有简明、快速、可大量筛选药物等优点，但还要综合考虑体内的吸收和代谢等因素的影响，以正确分析药物的作用情况。

【材料】

1. **器材**　BL - 420E 生物功能实验系统，张力换能器，麦氏浴槽，双凹夹，培养皿，缝线，1ml 注射器，10ml 注射器，手术器械。

2. 药品　台氏液，0.001%乙酰胆碱溶液，0.1%硫酸阿托品溶液。

3. 动物　家兔 1 只，重 2.5kg 左右，雌雄不拘。

【方法】

1. 离体肠管的制备　取空腹家兔一只，击头致死，剖腹，取出空肠或十二指肠，放入盛有台氏液的器皿中，去除肠系膜，用台氏液将肠管内容物冲洗干净，再将肠管剪成 2~3cm 的肠段，备用。

2. 实验装置准备　麦氏浴管置于麦氏浴槽内，恒温（37±0.5）℃，启动电脑，打开 BL-420E 生物功能实验系统软件，在"实验项目"下拉菜单中选择"消化道平滑肌活动"，在"输入信号"下拉菜单中选择"1 通道"的"张力"，在"1 通道"连接张力换能器。

3. 标本连接及记录　取一段肠段，肠段两端穿线，肠段一端系于张力换能器，另一端系于 L 型管下端的小勾上，负荷约 1g，在浴槽中加入 20ml 台氏液，通入空气供氧。

4. 加药　加药待肠肌稳定 10 分钟后，描记正常曲线，在浴槽中加入 0.001% 的乙酰胆碱溶液 0.2ml，肠肌收缩稳定后，加入 0.1% 阿托品 0.2ml。

【结果】

以描图和文字记述正常离体肠肌的张力和舒缩情况，加入各种药物后的反应，并对实验结果进行适当讨论。

【注意】

1. 制作标本时，动作应轻柔，尽量避免过度牵拉肠管，肠管及连线勿紧贴浴管壁。
2. 向浴管内加药时，不要触碰连接线，也不要把药滴到管壁上。
3. 肠管与换能器连接线不宜太紧或太松，也不能与浴管壁接触。

【思考题】

1. 分析上述药物对肠管平滑肌的作用，并讨论这些作用的临床意义。
2. 离体平滑肌保持其收缩功能需要具备哪些基本条件？

◎ 实验三　传出神经系统药物对血压的作用

【目的】

观察传出神经系统药物对正常血压的影响及药物间的拮抗作用，学习动物血压测定的方法。

【原理】

传出神经系统药物通过作用于心脏和血管平滑肌上相应受体产生生理效应，导致动脉血压的变化。本实验通过观察肾上腺素受体和胆碱受体激动药与拮抗药之间的相互作用，分析药物的作用机制。

动物的血压测定方法有：大鼠无创尾动脉血压测定法、有创插管生物信号记录分析系统检测血压法、无线遥测血压法。其中生物信号记录分析系统检测血压法所用动物数量少，实验成本低，可以观察多个药物给药前后血压的变化，且便于分析药物的作用机制。

用于血压实验的动物可以是犬、兔、大鼠，其中兔来源容易，价格低，亦常用于血压实验，但并不理想，因个体差异大，对药物反应不及犬恒定和灵敏。

【材料】

1. 器材　生物信号记录分析系统，电脑，压力传感器，手术台，普通剪，手术剪，眼科剪，手术镊，手术刀，血管钳，动脉夹，动脉套管，静脉套管，气管插管，三通管，烧杯（500ml×2），注射器（1ml×5、2ml、5ml、10ml、20ml），棉绳，手术线，纱布块，手术灯，搪瓷方盘等。

2. 药品　3%戊巴比妥钠溶液，500U/ml肝素溶液，生理盐水，0.001%乙酰胆碱溶液，0.1%乙酰胆碱溶液，1%硫酸阿托品溶液，0.01%盐酸肾上腺素溶液，0.01%重酒石酸去甲肾上腺素溶液，0.1%重酒石酸间羟胺溶液，0.1%盐酸多巴胺溶液，0.005%硫酸异丙肾上腺素溶液，1%甲磺酸酚妥拉明溶液，0.1%噻吗洛尔溶液，0.5%毒扁豆碱溶液。

3. 动物　犬、家兔或大鼠。

【方法】

1. 麻醉、固定动物　取犬（或兔、大鼠）1只，称重。以3%戊巴比妥钠腹腔注射（大鼠40mg/kg，兔静脉注射乌拉坦1.0g/kg），麻醉后仰位固定在手术台上。

2. 启动电脑　确认USB接口已经接通，打开生物信号记录分析系统软件，在"实验项目"下拉菜单中选择"循环实验""动脉血压调节"或是在"输入信号"下拉菜单中选择"1通道"的压力，在"1通道"连接压力传感器。

3. 手术　剪去颈部及一侧腹股沟的毛，在颈部做长约10cm（兔3~4cm）的正中切口，分离出气管并做一"T"形切口，插入气管插管，用粗线结扎固定，保持呼吸道通畅。于气管旁分离出一侧颈总动脉，结扎其远心端，在相距3~5cm的近心端放置动脉夹以阻断血流。将已充满肝素溶液的动脉插管连接到压力传感器，然后在靠近扎线处，用眼科剪剪一"V"形切口，将动脉插管朝向心方向插入，用线结扎固定。将压力传感器压力调整到13.3~16.0kPa（100~120mmHg）。打开动脉夹及压力传感器上的三通管，动脉的波动即可通过生物信号记录分析系统软件描记下来。在一侧腹股沟处，做长约4cm的切口，分离股静脉。将股静脉远心端结扎，在其近心端剪一小口，朝向心端插入已接滴定管的静脉套管，结扎固定，以备给药和输液用。

4. 描记血压变化图形　先记录正常血压曲线，然后依次由股静脉给予以下三组药物，每次给药后均注入3ml生理盐水，以冲洗管内残留药物。待血压恢复原水平或平衡后再给下一个药物，给药顺序及方法如下。

（1）观察拟肾上腺素药物对血压的作用及α受体阻断药对其作用的影响：①0.01%盐酸肾上腺素溶液0.1ml/kg；②0.01%重酒石酸去甲肾上腺素溶液0.1ml/kg；③0.1%重酒石酸间羟胺溶液0.1ml/kg；④0.1%盐酸多巴胺溶液0.1ml/kg；⑤0.005%硫酸异丙肾上腺素溶液0.1ml/kg；⑥1%甲磺酸酚妥拉明溶液0.2ml/kg，缓慢注入；⑦5分钟后，依次重复①、②、③、④、⑤。

（2）观察拟肾上腺素药物对血压的作用及β受体阻断药对其作用的影响：①0.01%盐酸肾上腺素溶液0.1ml/kg；②0.01%重酒石酸去甲肾上腺素溶液0.1ml/kg；③0.1%重酒石酸间羟胺溶液0.1ml/kg；④0.1%盐酸多巴胺溶液0.1ml/kg；⑤0.005%硫酸异丙肾上腺素溶液0.1ml/kg；⑥0.1%噻吗洛尔溶液0.1ml/kg，缓慢注入；⑦5分钟后，依次重复①、②、③、④、⑤。

（3）观察拟胆碱药物对血压的作用及胆碱受体阻断药对其作用的影响：①0.001%乙酰胆碱溶液0.1ml/kg；②0.5%毒扁豆碱溶液0.1ml/kg；③重复①；④1%硫酸阿托品溶液0.2ml/kg；⑤重复①；⑥0.1%乙酰胆碱溶液0.1ml/kg。

【结果】

将描记的曲线图打印剪贴，标明题目、时间、地点、室温、实验者及主要条件。也可将每次给药前后血压变化数值填入表5-2中。

表5-2 传出神经系统药物对麻醉犬血压的影响

药物	给药量	血压〔mmHg（kPa）〕	
		给药前	给药后
盐酸肾上腺素			
重酒石酸去甲肾上腺素			
重酒石酸间羟胺			
盐酸多巴胺			
硫酸异丙肾上腺素			
甲磺酸酚妥拉明			
甲磺酸酚妥拉明+盐酸肾上腺素			
甲磺酸酚妥拉明+重酒石酸去甲肾上腺素			
甲磺酸酚妥拉明+重酒石酸间羟胺			
甲磺酸酚妥拉明+盐酸多巴胺			
甲磺酸酚妥拉明+硫酸异丙肾上腺素			
盐酸肾上腺素			
重酒石酸去甲肾上腺素			
重酒石酸间羟胺			
盐酸多巴胺			
硫酸异丙肾上腺素			
噻吗洛尔			
噻吗洛尔+盐酸肾上腺素			
噻吗洛尔+重酒石酸去甲肾上腺素			
噻吗洛尔+重酒石酸间羟胺			
噻吗洛尔+盐酸多巴胺			
噻吗洛尔+硫酸异丙肾上腺素			
0.001%乙酰胆碱溶液			
0.5%毒扁豆碱			
0.001%乙酰胆碱溶液			
1%硫酸阿托品			
0.001%乙酰胆碱溶液			
0.1%乙酰胆碱			

【注意】

1. 插入动脉插管时，不可用力牵拉动脉以免损伤内膜，否则引起凝血。插管插好后，要使插管与颈动脉保持在一直线上，否则插管尖翘起可将动脉戳破而引起大量出血。

2. 所试药物均用生理盐水新鲜配制。药物注入速度也应尽量一致。余药以生理盐水推入，所有生理盐水最好先温热。

3. 注射器每注射一种药物，必须彻底洗涤，否则余药将影响下一次实验结果。

4. 换能器应与心脏处于同一水平；实验中动物若渐苏醒，可再加1/4原麻醉药量。

【思考题】

1. 肾上腺素、去甲肾上腺素、异丙肾上腺素对血压有何作用？作用原理如何？各有何临床用途？
2. 用 α 受体阻断药酚妥拉明后，再用拟肾上腺素药血压有何变化？试述其原理？
3. 用 β 受体阻断药普萘洛尔后，再用拟肾上腺素药血压有何变化？试述其原理？

》实验四　有机磷农药中毒及其解救

【目的】

观察有机磷中毒的症状，学习有机磷中毒解救药物的使用。

【原理】

有机磷酸酯类中毒后，胆碱酯酶（ChE）活性受到抑制，失去水解乙酰胆碱（ACh）的能力，ACh 在体内蓄积，引起一系列中毒症状（M 样、N 样和中枢神经系列症状）。抗胆碱药阿托品能拮抗ACh 的作用，解除有机磷酸酯类中毒的 M 样症状。胆碱酯酶复活药解磷定能使被有机磷酸酯类抑制的胆碱酯酶活性恢复，对 M 及 N 样症状有效。两药合用可提高解救效果。本实验通过观察有机磷农药中毒的症状及血胆碱酯酶活性（ChE）的抑制情况，比较阿托品、解磷定的解救作用，掌握两药的作用与原理。

本实验系为分析阿托品和解磷定的解毒机制而设计。在临床实际应用中，须将阿托品和解磷定联合应用，才能获得最好的解毒效果。解磷定大剂量能抑制胆碱酯酶的活性，从而加重毒性反应。

【材料】

1. **器材**　10ml 烧杯，普通天平，兔笼，滤纸，三角尺，5ml 注射器，0.5ml 注射器等。
2. **药品**　10% 敌百虫溶液，0.1% 阿托品溶液，2.5% 解磷定溶液。
3. **动物**　家兔，2~3kg，雌雄皆可。

【方法】

1. 取家兔 2 只，称重、编号，观察并记录活动情况、呼吸（频率，有无呼吸困难，呼吸道有无分泌物）、瞳孔大小、唾液分泌、大小便、肌张力及有无震颤等。

2. 将两兔分别固定于箱内，以白炽灯泡烤热耳廓，使血管充血扩张。用刀片切割耳缘静脉（切口不要过大，过深），让血液自然滴出，滴入预先置有少量草酸钾结晶的试管内，立即轻轻摇匀，供测定血液胆碱酯酶活力之用。取血后切口用干棉球按压止血。

3. 两兔分别经另一侧耳缘静脉注入 5% 敌百虫溶液 2ml/kg。注毕，立即记录时间并密切观察 1 中所述各项指标的变化，加以记录（如 20 分钟尚未出现中毒症状，可追补 1/3 剂量）。中毒症状明显后，再按上法取血，供胆碱酯酶活力测定。

4. 立即给甲兔静脉注射 0.2% 硫酸阿托品溶液 1ml/kg，给乙兔静脉注射 2.5% 解磷定溶液 2ml/kg，然后每隔 5 分钟再检查上述各项指标一次，观察比较两兔中毒症状消除的情况及两药解毒作用的特点。

5. 实验结束时，给甲、乙两兔分别补充注射解磷定与阿托品，以防兔死亡。

【结果】

根据本实验的观察项目，在表 5-3 记录甲乙两只家兔中毒前后和用不同药物解救后的症状及血液胆碱酯酶活性的改变。

表 5-3 有机磷中毒与解救过程中家兔生理指标前后变化情况

| 兔号 | 体重 | 药物 | 一般情况 | 呼吸情况 | 心率（次/分） | 瞳孔（mm） | | 大小便 | 肌张力 | 肌震颤 | 唾液分泌 | 血 ChE 活性值 |
						左	右					
1		用药前										
		用敌百虫后										
		用阿托品后										
2		用药前										
		用敌百虫后										
		用解磷定后										

【注意】

1. 有机磷农药静脉注射时中毒症状发生快，抢救必须及时。敌百虫亦可改用腹腔注射给药，有助于初学者保存完好的耳缘静脉以备抢救之用。

2. 敌百虫可经口、皮肤或呼吸道进入体内，手接触后应立即用自来水冲洗，切勿用肥皂，因为敌百虫在碱性环境可转变为毒性更强的敌敌畏。实验室应保持良好的通风，实验后应妥善处理接触过敌百虫的器具。

【思考题】

根据本次实验结果，分析有机磷酸酯类的中毒机制，比较阿托品和解磷定的解救效果及其解救机制。

［附］

胆碱酯酶活性的测定方法（Hestrin 法）

【原理】

乙酰胆碱在血液中被胆碱酯酶水解，产生醋酸和胆碱。在一定条件下，水解乙酰胆碱的量与胆碱酯酶的活性呈正比，故在反应体系中，加入过量的乙酰胆碱使之参加反应，通过测定剩余的乙酰胆碱量即可计算出被水解的量，从而推出胆碱酯酶的活性。

乙酰胆碱呈色反应：乙酰胆碱可与羟胺作用生成乙酰羟肟酸，后者在酸性条件下与三价铁离子形成褐色的羟肟酸铁络合物，其颜色的深浅可反映乙酰胆碱含量的多少，反应过程如下：

1. 盐酸羟胺与氢氧化钠作用释放出游离羟胺

$$NH_2 \cdot HCl + NaOH \longrightarrow NH_2OH + NaCl + H_2O$$

2. 剩余乙酰胆碱与游离羟胺作用，生成羟肟酸化合物

$$(CH_3)_3 \equiv N(CH_2)_2OCOCH_3 + NHOH \longrightarrow CH_3CONHOH + (CH_2)_3 \equiv N(CH_2)_2OH$$

3. 羟肟酸化合物在酸性环境中与三氯化铁生成褐色的复合物（羟肟酸铁络合物）

$$pH：1 \sim 1.5，FeCl_3 + CH_3CONHOH \longrightarrow (CH_3CONHO)_2Fe + HCl$$

【材料】

药品 7×10^{-3} mol/L 氯化乙酰胆碱（acetylcholine chloride，ACh）：取适量 ACh，用蒸馏水配成 2.54% 溶液，冰箱保存，临用前，蒸馏水 20 倍稀释成 7×10^{-3} mol/L 溶液；1mol/L 盐酸羟胺（NH$_2$·HCl）：取 25g 盐酸羟胺，加蒸馏水 359ml 配成 1mol/L 溶液备用，冰箱保存；3.5mol/L NaOH；4mol/L HCl；3.7×10^{-1} mol/L FeCl$_3$·6H$_2$O：取 10g FeCl$_3$·6H$_2$O，加蒸馏水 20ml 左右，浓 HCl 0.34ml，加温溶解，最后加蒸馏水至 100ml 制成 3.7×10^{-2} mol/L FeCl$_3$ 0.1mol/L HCl 溶液；pH7.2 的磷酸盐缓冲液：取 Na$_2$HPO$_4$·12H$_2$O 16.72g 和 K$_2$PO$_4$ 2.72g，加蒸馏水至 100ml，冰箱保存。

【方法】

按表 5-4 进行。

1. 取中试管加磷酸缓冲液 0.85ml，血样 0.15ml，置于 (37±1)℃的水浴中预热 3~5 分钟。

2. 加入 7×10^{-3} mol/L ACh 溶液 1.0ml，于 (37±1)℃的水浴中反应 40 分钟（若反应不充分，可继续反应 20 分钟），每隔 10 分钟振摇一次。

3. 反应 40 分钟后立即加入碱性羟胺（1mol/L $NH_2 \cdot HCl$ 与 3.5mol/L NaOH 溶液在用前 20 分钟等容混合，并不时振荡）4.0ml。

4. 依次加入 4mol/L HCl 和 3.7×10^{-2} mol/L $FeCl_3$ 各 2ml，每加一种试剂都要充分振摇。

5. 上述反应液用滤纸过滤，将滤液倒入 1.0ml 的比色杯中，以 530nm 的波长比色。

6. 对照管设置：对照管 1 为无血、无 ACh 的其他试剂空白对照；对照管 2 为全血及试剂的空白对照，无 ACh；对照管 3（标准 ACh 值）为反应系中全量 ACh 的对照；对照管的操作步骤与样品管相同。

表 5-4 胆碱酯酶活性的测定步骤

	磷酸缓冲液（ml）	全血（ml）	37℃水浴	乙酰胆碱（ml）	蒸馏水（ml）	37℃水浴	碱性羟胺（ml）	盐酸（ml）	三氯化铁（ml）	光密度（A）	胆碱酯酶 Z
对照 1	1.0	—		—	1.0		4.0	2.0	2.0		
对照 2	0.85	0.15		—	1.0		4.0	2.0	2.0		
对照 3	1.0	—		1.0	—		4.0	2.0	2.0		
用药前	0.85	0.15	3~5min	1.0	—	40min	4.0	2.0	2.0	过滤	
敌百虫	0.85	0.15		1.0	—		4.0	2.0	2.0		
解磷定	0.85	0.15		1.0	—		4.0	2.0	2.0		
阿托品	0.85	0.15		1.0	—		4.0	2.0	2.0		

【结果】

胆碱酯酶活性值以 0.15ml 全血在 40 分钟内水解 ACh 的微摩尔来表示 [μmol ACh/ (0.15ml·40min)]

1. 酶活性值的计算

$$样本全血胆碱酯酶活性值 = \frac{A_3 + (A_2 - A_1) - A_{样本}}{A_3 - A_1} \times 7$$

式中，A_1，A_2，A_3 和 $A_{样本}$ 分别为对照管 1、2、3 和样品管的光密度值。$A_3 - A_1$ 为单纯 ACh 全量的光密度值，$A_2 - A_1$ 为血液的光密度值，$A_3 + (A_2 - A_1)$ 为 ACh、血液和试剂的光密度值，$A_3 + (A_2 - A_1) - A_{样本}$ 为 ACh 的光密度值。

2. 酶活性值的百分数计算

$$酶活性值百分数 = \frac{样本全血胆碱酯酶活性值}{正常全血胆碱酯酶活性值} \times 100\%$$

◎ 实验五 传出神经系统药物对小鼠肠蠕动的影响

【目的】

学习动物肠推进实验操作方法，观察新斯的明及阿托品对小鼠平滑肌的作用。

【原理】

小肠平滑肌上存在 M 受体，当 M 受体兴奋时，小肠平滑肌兴奋，肠蠕动加快，当 M 受体被阻断时，肠蠕动减慢。本实验观察胆碱酯酶抑制剂新斯的明、M 受体阻断剂阿托品对小鼠肠平滑肌的作用。

　　本方法主要观察药物对小肠蠕动推进的影响，故可用于具有促进小肠蠕动的药物或抑制小肠蠕动药物的研究，结合离体实验可进行药物的作用机制研究。

【材料】

1. 器材　天平，注射器（1ml），灌胃针头，手术剪，手术镊，搪瓷盘或蛙板等。

2. 药品　生理盐水，0.25%硫酸阿托品溶液，碳素墨水，0.002%甲基硫酸新斯的明溶液。

3. 动物　小鼠，18～22g，雌雄皆可。

【方法】

　　1. 取实验前禁食12小时的小鼠6只，称重、编号，随机分为3组。第一组腹腔注射0.25%硫酸阿托品溶液0.1ml/只，第二组腹腔注射0.002%甲基硫酸新斯的明溶液0.1ml/只，第三组腹腔注射生理盐水0.1ml/只。

　　2. 给药10分钟后，用碳素墨水0.2mL/只灌胃。15分钟后将动物处死，打开腹腔分离肠系膜，剪取上端至幽门，下端至回盲部的肠管，置于托盘上。轻轻将小肠拉成直线，测量肠管长度作为"小肠总长度"。从幽门至墨汁前沿的距离作为"墨汁在肠内推进距离"，并计算墨汁推进百分率。

$$墨汁推进率(\%) = \frac{墨汁在肠内推进距离(cm)}{小肠全长(cm)} \times 100\%$$

【结果】

实验结果记入表5-5。

表5-5　新斯的明、阿托品对小鼠肠蠕动的影响

组别	鼠号	小肠长度（cm）	推进距离（cm）	推进率（%）
0.25%硫酸阿托品	1			
	2			
	平均值			
0.002%甲基硫酸新斯的明溶液	1			
	2			
	平均值			
生理盐水	1			
	2			
	平均值			

【注意】

　　1. 开始给药至处死动物的时间必须准确，以免时间不同造成实验误差。

　　2. 实验动物体重越相近越好。

　　3. 肠推进距离观察的着色剂，可用10%活性炭溶液或其他颜料（1%卡红溶液）0.2ml/10g灌胃。

【思考题】

　　比较三组炭末推进率并讨论新斯的明、阿托品对肠蠕动的作用有何不同，为什么？

⟫ 实验六　药物对瞳孔的影响

【目的】

观察拟胆碱药、抗胆碱药及拟肾上腺素药对瞳孔的作用，分析药物扩瞳的作用机制。

【原理】

传出神经系统药物可分别通过作用于虹膜括约肌和虹膜扩大肌上的不同受体而影响瞳孔大小。拟胆碱药、抗胆碱药可激动或阻断括约肌上的 M 受体而使瞳孔缩小或扩大，拟肾上腺素药则可通过激动扩大肌上的 α 受体而使瞳孔扩大。

本实验主要观察药物对瞳孔大小的影响，故可以观察具有缩瞳作用的药物或扩瞳作用的药物研究。结合相应的激动剂或阻断剂可进行药物的作用机制研究。

【材料】

1. 器材　量瞳尺，滴管，手电筒。

2. 药品　1% 硫酸阿托品溶液，1% 硝酸匹鲁卡品（毛果芸香碱）溶液，0.5% 水杨酸毒扁豆碱溶液，1% 盐酸去氧肾上腺素溶液。

3. 动物　家兔，2 ~ 3kg，雌雄皆可。

【方法】

1. 筛选动物　每组取无眼疾家兔 2 只，于适度光照下，用量尺测量两侧瞳孔大小（mm）。用手电筒照射瞳孔观察对光反射，即突然从侧面照射兔眼，如瞳孔随光照而缩小，则为对光反射阳性，否则为阴性，实验选用阳性动物。

2. 家兔结膜囊内滴药方法　先用左手拇指、食指将下眼睑拉成杯形，同时用中指压住鼻泪管，然后滴入药液。轻轻揉动眼睑，使药液与角膜充分接触，并在眼眶中存留 1 分钟，然后放手任其自溢，给药顺序见表 5 - 6。

表 5 - 6　给药顺序

兔号	左眼	右眼
甲	1% 硫酸阿托品	1% 硝酸匹鲁卡品（毛果芸香碱）
乙	1% 盐酸去氧肾上腺素	0.5% 水杨酸毒扁豆碱

滴药后 10 分钟，在同样的光照下，再测甲、乙两兔左、右眼的瞳孔大小和对光反射。如滴硝酸匹鲁卡品溶液及水杨酸毒扁豆碱溶液的瞳孔已缩小，在这两眼的结膜囊内再滴入硫酸阿托品溶液 2 滴，10 分钟后检测瞳孔大小和对光反射有何变化。

【结果】

实验结果记入表 5 - 7。

表 5 - 7　药物对兔眼瞳孔的影响

兔号	眼睛	药物	瞳孔（mm）		对光反射	
			用药前	用药后	用药前	用药后
1	左	阿托品				
	右	匹鲁卡品				
		再滴阿托品				

续表

兔号	眼睛	药物	瞳孔（mm）		对光反射	
			用药前	用药后	用药前	用药后
2	左	去氧肾上腺素				
	右	毒扁豆碱				
		再滴阿托品				

【注意】

1. 为避免睫毛刺激引起眨眼，实验前可将其剪掉。

2. 测量瞳孔时不能接触或刺激角膜，光照强度及角度要前后一致，否则将影响测瞳结果。

3. 观察对光反射只能用闪射灯光。

【思考题】

比较 1 号、2 号两兔给药前后瞳孔的变化并讨论药物的作用机制。

第六章 中枢神经系统药理实验

中枢神经系统（central nervous system，CNS）是神经系统的主要部分，包括位于椎管内的脊髓和位于颅腔内的脑。在 CNS 内大量神经细胞聚集在一起，调节某一特定生理功能，如呼吸中枢、体温调节中枢、语言中枢等，并有机地构成网络或回路，从而传递、储存和加工信息，产生各种生理活动，支配与控制动物的全部行为。中枢神经递质由神经末梢释放，作用于突触后膜受体，导致离子通道开放，并形成兴奋性突触后电位或抑制性突触后电位。中枢神经递质包括 ACh、NE、DA 等，也包括 P 物质、阿片肽、谷氨酸、GABA 等。

CNS 功能虽然非常复杂，但就其功能水平而言，不外乎兴奋和抑制。因此可以将作用于 CNS 的药物分为两大类，即中枢兴奋和中枢抑制药。从整体水平上来看，中枢神经兴奋时，其兴奋性自弱到强表现为失眠、不安、幻觉、妄想、躁狂、惊厥等；中枢抑制则表现为镇静、抑郁、睡眠、昏迷等。药物可对中枢某种特殊功能产生选择性作用，如镇痛、抗精神病、解热等。绝大多数中枢药物的作用方式是影响突触化学传递的某一环节，引起相应的功能变化，如影响递质的生成、贮存、释放和灭活过程，激动或阻断受体等。

目前，考察药物对 CNS 系统的作用可通过在体试验，也有离体器官或是细胞实验。整体实验中，常选用的动物有家兔、大鼠、小鼠。例如，经电刺激或尼可刹米等中枢兴奋药物可诱发小鼠惊厥，而中枢抑制药地西泮、戊巴比妥钠等具有抗惊厥作用；氯丙嗪可干扰体温调节中枢，致使小鼠体温随环境而变化，而解热镇痛药阿司匹林可减少体温调节中枢 PG 释放，从而降低体温。本章节主要通过在体试验，建立惊厥、呼吸抑制、疼痛等模型，对作用于 CNS 的药物进行药理作用的验证。

◇ 实验一　药物对动物自发活动的影响

【目的】

学习镇静催眠药物的筛选方法及地西泮的中枢抑制作用。

【原理】

自发活动是动物的生理特征，自发活动的多少往往表现其中枢兴奋或抑制作用状态。镇静催眠药等中枢抑制药均可明显减少小鼠的自发活动。本实验根据记录动物自发活动的变化来判断中枢抑制镇静催眠药的作用强弱。

小鼠自主活动仪由可分离反应箱和微电脑控制器组成，可同时对 6 只小鼠进行自主活动测试；实验动物在活动箱内，将一束或几束光线照射到对侧光电感应器（光敏元件），动物走动或站立 1 次，感应电流发生改变，对应记录动物活动次数，也可直接观察记录动物自发活动。

镇静药和安定药的作用，常以动物自发活动减少程度来衡量。另外可使用的方法是将小鼠置特制抖笼内，连接张力换能器和生物信号采集系统，以抖动方法记录其活动量，比较给药前后的变化。动物自发活动易受环境因素影响，变化较大，因而须有严格的对照观察。

【材料】

1. 器材　小鼠自主活动仪，注射器，电子秤。

2. 药品 0.05%地西泮溶液，生理盐水（或延胡索乙素为实验药品）。

3. 动物 小鼠6只，体重18～22g，雌雄各半。

【方法】

取活动度相近的小鼠6只，随机分为2组，称重，编号。将甲组小鼠置于小鼠自主活动仪的盒内，使其适应环境约2分钟。然后开始计算时间，观察并记录5分钟后数码管上显示的数字，作为给药前的对照值。将小鼠取出，腹腔注射0.05%地西泮0.2ml/10g（即10mg/kg）。给药后30分钟、45分钟将小鼠放回盒内，按上述方法记录活动量1次。

将乙组小鼠先按上法测试5分钟内的自发活动计数，然后腹腔注射生理盐水0.2ml/10g，同样观察、记录30分钟、45分钟的活动情况，与甲组小鼠作比较。并按下列公式分别计算给药组30分钟、45分钟自发活动抑制率。

自发活动抑制率（%）＝（对照组活动次数－给药组活动次数）／（对照组活动次数）×100%

【结果】

按表6-1记录实验结果。

表6-1 地西泮对小鼠自发活动的影响

鼠号	体重（g）	药物/剂量	5min内活动次数（活动＋站立）		
			药前	药后30min	药后45min
1					
2					
3					
4					
5					
6					

【注意】

1. 本实验对环境要求严格，特别注意安静，有条件者可在隔音室内进行，避免声、光等刺激，室温宜在20～25℃。

2. 动物活动与饮食条件、昼夜及生活环境等有密切关系，观察自发活动最好多方面条件相近。动物宜事先禁食12小时，以增加觅食活动。

3. 捉拿小鼠时动作宜轻柔，避免过度刺激引起小鼠活动增多而影响实验结果。

4. 根据仪器原理，动物活动不穿过光路时则无法记录相应次数。

【思考题】

1. 用本方法测定小鼠自发活动应注意哪些问题？

2. 测定动物自发活动的变化适用于哪些药物的评价，其原理是什么？

◇ 实验二 硫酸镁的抗惊厥作用和中毒时钙盐的拮抗作用

【目的】

观察尼可刹米致惊厥作用；观察Mg^{2+}的抗惊厥作用及Ca^{2+}中枢性肌松药的拮抗作用。

【原理】

化学物质致惊厥法是指使用大剂量的某些化学药品引起实验动物惊厥发作，以观察受试药物对癫痫的防治效果，是一种操作简便、不需要特殊仪器装置的抗惊厥实验方法。常用的化学药品有戊四氮、尼可刹米、氨基脲等。尼可刹米为主要兴奋延髓的中枢神经兴奋药，大剂量时，增强中枢神经系统兴奋性而致惊厥。神经化学传递和骨骼肌收缩均需 Ca^{2+} 参与。Mg^{2+} 与 Ca^{2+} 化学性质相似，它竞争性地与 Ca^{2+} 受体结合，抑制 Ca^{2+} 内流，从而使运动神经末梢乙酰胆碱释放减少，骨骼肌松弛和血压下降。同理，当 Mg^{2+} 过量中毒时，可用 Ca^{2+} 来解救。因此，硫酸镁可用于治疗各种惊厥。但用药不当，Mg^{2+} 浓度过高时，可直接抑制延髓的呼吸中枢和血管运动中枢，引起呼吸抑制、血压剧降、心跳停止而导致死亡。其中腱反射消失常为呼吸停止的先兆。Mg^{2+} 过量中毒时，应立即进行人工呼吸，缓慢注射钙剂（氯化钙或葡萄糖酸钙）对抗。

【材料】

1. **器材** 注射器 5ml，7 号针头，台式磅秤。
2. **药品** 2.5% 尼可刹米溶液，5% 硫酸镁溶液，5% 氯化钙溶液。
3. **动物** 新西兰兔 1 只，雌雄皆可。

【方法】

新西兰兔称重，观察正常活动后，由耳缘静脉缓缓注入 2.5% 尼可刹米溶液 0.5ml/kg。当惊厥症状发生时（动物出现后肢伸直），立即由耳缘静脉缓缓注入 5% 硫酸镁溶液，至引起低头卧倒及骨骼肌松弛时（约 3ml/kg），再立刻从耳缘静脉缓缓注入 5% 氯化钙溶液，直至肌腱反射恢复，四肢能站立时为止（3 ~ 5ml/kg）。

【结果】

按表 6 - 2 记录实验结果。

表 6 - 2　硫酸镁的抗惊厥作用和中毒时钙盐的拮抗作用

	家兔活动情况			
	惊厥	骨骼张力	低头卧倒	四肢站立
给药前				
注射尼可刹米后				
注射硫酸镁后				
注射氯化钙后				

【注意】

1. 硫酸镁和氯化钙溶液必须预先准备好，以备及时抢救。
2. 动物惊厥分为 5 期：潜伏期、僵直屈曲期、后肢伸直期、阵挛期以及恢复期，观察时应注意。当惊厥症状发生，出现后肢伸直时，应立即由耳缘静脉注射硫酸镁溶液解救。
3. 注意观察尼可刹米给药后，动物出现后肢伸直、惊厥；硫酸镁给药后出现骨骼肌松弛、低头卧倒；以及氯化钙给药后肌张力恢复的情况。
4. 硫酸镁口服给药时具有利胆、导泻的作用；静脉或肌内注射则具有中枢抑制、抗惊厥和降压作用。

【思考题】

结合实验结果，分析硫酸镁抗惊厥的作用机制、用途及其应用时注意事项。

◎ 实验三　尼可刹米对抗吗啡的呼吸抑制作用

【目的】

观察吗啡急性中毒时的表现及尼可刹米的解救作用。

【原理】

吗啡可降低呼吸中枢对 CO_2 的敏感性，使呼吸频率变慢、潮气量降低，大剂量则可抑制延脑呼吸中枢，引起呼吸高度抑制，是造成吗啡中毒致死的主要原因。尼可刹米可直接兴奋延髓呼吸中枢，提高呼吸中枢对 CO_2 的敏感性；也可刺激颈动脉体和主动脉体的化学感受器，反射性兴奋呼吸中枢，使呼吸加深加快。因此吗啡急性中毒时的呼吸抑制现象可用尼可刹米解救。但尼可刹米剂量过大时，会引起血压上升、肌震颤、惊厥，随后中枢抑制、死亡。地西泮可增强中枢抑制性神经递质 GABA 的功能，对抗尼可刹米造成的惊厥。

本实验描记呼吸曲线，将实验过程中给药前后的呼吸频率和幅度的变化记录下来。通过实验看到随着尼可刹米剂量不同，其产生的作用也不同。如使用常用量发挥的是治疗作用（兴奋呼吸中枢，解除吗啡的呼吸抑制作用），使用较大剂量可产生严重的不良反应（家兔发生惊厥），过量使用导致机体死亡。

【材料】

1. 器材　兔固定器，磅秤，鼻插管，液体石蜡，胶布，乙醇棉球，5ml 及 10ml 注射器，生物信号采集系统。

2. 药品　1% 盐酸吗啡溶液，5% 及 25% 尼可刹米溶液，0.5% 地西泮溶液。

3. 动物　新西兰兔 1 只，2~3kg，雌雄皆可。

【方法】

1. 取新西兰兔 1 只，称重，置于兔固定器内；将鼻插管一端涂以液体石蜡插入兔的一侧鼻孔，用胶布固定，另一端接压力传感器并与生物信号采集系统连接，记录正常的呼吸曲线。

2. 由耳静脉推注 1% 盐酸吗啡溶液 1~2ml/kg，描记呼吸曲线，注意观察呼吸频率和幅度的变化。

3. 频率极度减慢，幅度明显降低时，立即由耳静脉缓慢注射 5% 尼可刹米溶液 1~2ml/kg，描记呼吸曲线，注意观察呼吸频率和幅度的变化，必要时可重复注射。

4. 待呼吸抑制解除后，拔出鼻插管，停止记录。以稍快的速度由耳静脉推注 25% 尼可刹米溶液 0.5ml/kg，待家兔出现惊厥（躁动、角弓反张等）后，立即由耳静脉推注 0.5% 地西泮溶液 0.5ml/kg，观察惊厥缓解情况。

5. 待家兔惊厥症状完全消失之后，再由耳静脉快速推注 25% 尼可刹米溶液 3ml/kg，观察家兔的最后反应。

【结果】

按表 6-3 记录实验结果。

表 6-3　吗啡对呼吸的抑制作用及尼可刹米的对抗解救

	呼吸频率 （次/10 秒）	呼吸振幅	惊厥/死亡
给药前			
注射 1% 盐酸吗啡溶液后			

续表

	呼吸频率 （次/10 秒）	呼吸振幅	惊厥/死亡
注射 5% 尼可刹米溶液后			
注射 25% 尼可刹米溶液后			
注射 0.5% 地西泮溶液后			
注射 25% 尼可刹米溶液后			

【注意】

1. 注射吗啡的速度宜快，否则呼吸抑制的作用不明显。

2. 尼可刹米应事先准备好，当吗啡呼吸抑制明显时，立即耳缘静脉注射尼可刹米，以免动物死亡，但注射速度不宜过快，否则易致惊厥。

【思考题】

1. 吗啡急性中毒的症状有哪些，机制是什么？尼可刹米为何能对抗吗啡呼吸抑制作用？

2. 通过实验观察，分析吗啡、尼可刹米、地西泮三种药物的临床应用及注意事项。

实验四　氯丙嗪对发热小鼠体温的影响

【目的】

学习发热动物模型的制备及筛选方法，观察氯丙嗪对体温的作用特点。

【原理】

氯丙嗪对下丘脑体温调节中枢有很强的抑制作用，并阻断体温调节中枢的多巴胺受体，使体温调节失灵，机体转而类似变温动物，体温随着外界环境而变化。外界环境低温时，体温随之降低；外界环境高温时，体温随之升高。因此，测定不同环境下，正常及发热小鼠的体温可观察其对体温的调节作用。

【材料】

1. 器材　注射器，肛温表，电子秤，冰箱。

2. 药品　0.021% 氯丙嗪溶液，生理盐水，液体石蜡（或凡士林），1% 的 2,4 - 二硝基苯酚。

3. 动物　小鼠 16 只，体重 18 ~ 22g，雄性。

【方法】

1. 测量基础体温　将肛温表甩到 35℃ 以下，末端蘸少许液体石蜡，插入小鼠肛门至水银头端完全进入，3 分钟后取出，记录肛温表读数。选出体温介于 36.6 ~ 38.3℃ 的合格小鼠。

2. 发热模型的制作及动物筛选　选体温合格的小鼠 9 只，背部皮下注射 1% 2,4 - 二硝基苯酚 0.03ml/10g。于给药后 0.5 小时、1 小时和 1.5 小时分别测量体温，挑选升温较显著的动物进行下一步实验。

3. 观察氯丙嗪对发热小鼠体温的影响　取升温动物 6 只，按体温随机分配至氯丙嗪组及生理盐水组，每组 3 只；分别腹腔注射 0.021% 氯丙嗪溶液 0.1ml/10g 和等量生理盐水。将两组动物按体温相近程度两两匹配，分别置于 3 种不同温度的环境：-5℃ 冰柜、室温和 40℃ 干燥箱中。分别于 0.5 小时和 1 小时后各测体温 1 次。比较给药前后小鼠的体温变化，以及置于不同环境后各时间点，氯丙嗪和生理盐水组的体温差异。

4. 观察氯丙嗪对正常小鼠体温的影响 取正常体温小白鼠6只，分为2组，分别腹腔注射0.021%氯丙嗪溶液0.1ml/10g和等量生理盐水。如上操作，分别置于-5℃冰柜、室温和40℃干燥箱中。于0.5小时和1小时后各测体温1次，比较给药前后小鼠的体温变化，以及给药后不同时间点的体温变化。

【结果】

按表6-4、表6-5记录实验结果。

表6-4 氯丙嗪对发热小鼠体温的影响

环境	氯丙嗪组			生理盐水组		
	0h	0.5h	1h	0h	0.5h	1h
低温						
室温						
高温						

表6-5 氯丙嗪对正常小鼠体温的影响

环境	氯丙嗪组			生理盐水组		
	0h	0.5h	1h	0h	0.5h	1h
低温						
室温						
高温						

【注意】

1. 每次测定体温前，必须将肛温计甩至35℃以下，也可用电子体温计测定。

2. 测定体温时，肛温计插入肛门的深度和时间应一致。

3. 实验室温度要求保持恒定。

【思考题】

结合实验结果，分析氯丙嗪的降温作用机制、特点及临床意义。

⯈ 实验五 药物的抗电惊厥作用

【目的】

观察苯妥英钠及苯巴比妥钠对电惊厥的保护作用。

【原理】

惊厥是指骨骼肌异常的非自主性强直与阵挛性抽搐，并引起关节的运动。以超强电刺激动物头部，可诱导动物产生全身强直性惊厥，类似癫痫大发作的惊厥反应。目前广泛应用的电惊厥法有最大电休克发作和精神运动性发作两种方法。最大电休克发作被认为是很好的癫痫大发作实验模型，因此本法主要是用来筛选抗大发作药物。治疗癫痫药物的筛选亦可使用药物诱发惊厥模型，例如使用戊四氮惊厥发作实验，可作为治疗癫痫小发作药物的筛选模型。在药理研究中电惊厥模型可用于筛选抗癫痫药物，通过比较给药前后惊厥反应的变化，来判断药物的抗电惊厥作用。凡能抑制超强电惊厥或消除超强电惊厥的强直相的药物，均对癫痫大发作有效；如给药后需加大刺激强度才能致惊厥，则提示该药能提高惊厥发作阈。

苯妥英钠为临床常用的抗癫痫药，临床主要用于癫痫局限性发作和癫痫大发作，可治疗癫痫持续状态。苯巴比妥为镇静催眠药，同时具有较强的抗惊厥作用；临床上主要用于治疗癫痫局限性发作、癫痫大发作及癫痫持续状态。

本实验用电刺激器的两端夹住小鼠两耳（或耳 – 嘴唇），构成电回路，通过强电流刺激，使小鼠发生全身强直性惊厥（前肢屈曲、后肢伸直），观察苯妥英钠和苯巴比妥钠对电惊厥的保护作用。

【材料】

1. 器材　电子秤，注射器，药理生理多用仪，或用 BL – 420E 生物功能实验系统。

2. 药品　生理盐水，0.5% 苯妥英钠溶液，0.5% 苯巴比妥钠溶液。

3. 动物　小鼠 16 只，体重 18 ~ 22g，雌雄各半。

【方法】

1. 设置电流电压，将药理生理多用仪的刺激方式旋钮置于"单次"位置，"A"频率置于"8Hz"，后面板上的开关拨向"电惊厥"一边，电压调至 80V。

2. 将输出线前端的两鳄鱼夹用生理盐水沾湿，分别夹在小鼠的两耳上（或一端夹住小鼠双耳间皮肤，另一端夹住下颌皮肤）。接通电源，按下"启动"按钮，当小鼠出现惊厥反应（前肢屈曲、后肢伸直）时，立即停止电刺激，记录电刺激参数及刺激时间作为惊厥阈值。若未能产生强直惊厥，可将参数设置为 8Hz，100V 或 4Hz，80V。小鼠出现惊厥反应则视为合格，共筛选出 9 只小鼠。

3. 分组。先将小鼠逐一称重，再按照体重由小到大（或由大到小）排序，根据简化随机原则分为 3 组（生理盐水、苯妥英钠、苯巴比妥钠组），每组 3 只。

4. 给药。分别腹腔注射 0.5% 苯妥英钠 0.15ml/10g（即 75mg/kg）、0.5% 苯巴比妥钠 0.15ml/10g（75mg/kg）及生理盐水 0.15ml/10g。

5. 观察。给药后 30 分钟，再以各鼠的原惊厥阈值给予刺激，观察小鼠是否出现惊厥反应；逐渐增大电压，直至小鼠出现强直性惊厥，测出给药后的惊厥阈值。

【结果】

按表 6 – 6 记录实验结果，并进行统计学处理，比较给药前后三组间的惊厥阈值是否有差异。

表 6 – 6　药物抗电惊厥作用

动物分组	动物编号	药前惊厥阈电压（V）	药后惊厥阈电压（V）
生理盐水			
苯妥英钠			
苯巴比妥钠			

【注意】

1. 通电时将导线合理布置，夹住两鼠耳的鳄鱼夹严防短路，以免引起刺激器的损坏。

2. 引起惊厥的刺激电流参数，因动物的个体差异，需要通过实验而测得，以避免电刺激过大而造成动物死亡。

3. 动物惊厥发生后，应立即断电，并迅速用洗耳球对着小鼠口鼻吹气，辅助呼吸，以防止小鼠因窒息死亡。

4. 对动物进行超强电刺激时，人体切勿接触动物，以保安全。在刺激完毕后，一定要调回至电压最低处，以免发生事故。

5. 如用生物功能实验系统，电刺激设置查仪器相关说明。

【思考题】

1. 从用药后动物活动改变情况及电刺激后的反应，比较苯巴比妥钠与苯妥英钠作用的特点。

2. 目前抗惊厥药物共有哪些种类，各种药物在临床应用上有何异同？

实验六　镇静催眠药的协同作用和对抗中枢兴奋药的作用

【目的】

观察地西泮和戊巴比妥钠单独及合并给药对小鼠自主活动和翻正反射的影响，认识药物的协同作用；通过观察地西泮对二甲弗林致惊厥的保护作用，认识药物的拮抗作用。

【原理】

镇静催眠药依剂量的递增而呈现镇静、催眠及麻醉的作用。镇静催眠药合用，药效作用增强，且可对抗中枢兴奋药引起的惊厥行为。镇静作用的指标主要是自发活动减少；催眠作用则以动物的共济失调为指标，当环境安静时，可以逐渐入睡。翻正反射的消失可以代表催眠作用，又可以反映镇静催眠药的麻醉作用。二甲弗林是直接兴奋呼吸中枢的中枢兴奋药，剂量过大时可引起整个中枢广泛兴奋，诱发惊厥。

【材料】

1. **器材**　注射器，电子秤。

2. **药品**　0.08%地西泮溶液，0.4%戊巴比妥钠溶液，0.07%二甲弗林溶液，生理盐水。

3. **动物**　小鼠5只，体重18~22g。雌雄皆可。

【方法】

取活动度相近的小鼠5只，称量、记录体重，编号。

1号鼠腹腔注射0.08%地西泮0.1ml/10g。

2号皮下注射0.4%戊巴比妥钠0.1ml/10g。

3号先腹腔注射0.08%地西泮0.1ml/10g，10分钟后，再皮下注射0.4%戊巴比妥钠0.1ml/10g。

4号皮下注射0.07%二甲弗林溶液0.1ml/10g，待惊厥发作后，腹腔注射生理盐水0.1ml/10g，观察小鼠情况，并与5号鼠对比有何不同。

5号皮下注射0.07%二甲弗林溶液0.1ml/10g，待惊厥发作后，腹腔注射0.08%地西泮0.1ml/10g，观察能否抑制惊厥。

【结果】

按表6-7记录实验结果。

表6-7　地西泮和戊巴比妥钠的协同作用及地西泮对抗二甲弗林致惊厥的保护作用

| 鼠号 | 性别 | 体重(g) | 第一次给药 | | 第二次给药 | | 两药物相互作用类型 |
			药物及剂量(ml/10g)	给药后反应	药物及剂量(ml/10g)	给药后反应	
1							
2							
3							
4							
5							

【注意】

1. 本实验对环境要求严格，特别注意安静，室温宜在 20 ~ 25℃。

2. 注射药物较多，注意注射前核对药物及剂量。

3. 抗惊厥治疗必须预先准备好药物，以备及时抢救。

4. 镇静作用的指标主要是自发活动减少；催眠和麻醉作用以翻正反射的消失为指标。二甲弗林诱发惊厥以阵挛性惊厥为指标，出现时需立即注射地西泮抢救。

【思考题】

1. 地西泮对戊巴比妥钠和二甲弗林的作用各有何影响？

2. 在合并用药的过程中，药物间可以通过哪几种方式发生相互作用，引起哪些后果？在临床合并用药时，应注意哪些问题？

实验七 药物镇痛作用（扭体法）

【目的】

了解化学药物致痛法筛选镇痛药物的方法及操作注意，比较各类镇痛药作用特点。

【原理】

常用的镇痛药物包括镇痛药和解热镇痛药。镇痛药的镇痛作用机制主要是激动中枢阿片受体，阻止痛觉冲动向脑内传递；解热镇痛药的镇痛作用机制主要是抑制局部前列腺素合成，减轻某些疼痛的产生。两类药物作用机制不同，镇痛强度和作用特点也明显不同。小鼠腹腔受化学药物（乙酸）刺激产生疼痛，表现为扭体反应，以此作为疼痛指标，观察药物的镇痛作用。

【材料】

1. **器材** 小鼠箱，1ml 注射器。

2. **药品** 1.5% 氨基比林溶液，0.5% 哌替啶溶液，0.6% 乙酸溶液，生理盐水。

3. **动物** 小鼠，18 ~ 22g，雌雄均可。

【方法】

1. 取小鼠 12 只，随机分为 3 组，每组 4 只，各鼠称重和标号。

2. 第一组腹腔注射生理盐水 0.1ml/10g；第二组腹腔注射 0.5% 哌替啶 0.1ml/10g；第三组腹腔注射 1.5% 氨基比林溶液 0.1ml/10g。

3. 各组给药 20 分钟后，各鼠均腹腔注射 0.6% 乙酸溶液 0.2ml/只，然后观察并记录腹腔注射乙酸溶液后 15 分钟内各小鼠产生扭体反应的次数。（扭体反应的表现：为腹部收缩，躯体扭曲，后肢伸展及蠕行。）

4. 计算各组扭体反应次数的平均值和镇痛百分率。

$$镇痛百分率 = \frac{对照组平均扭体次数 - 给药组平均扭体次数}{对照组平均扭体次数} \times 100\%$$

【结果】

按表 6 - 8 记录实验结果。

表 6 – 8　哌替啶与氨基比林的镇痛作用（扭体法）

组别	动物数（只）	剂量（mg/kg）	首次扭体出现时间（min）	平均扭体次数（次数/15min）	镇痛百分率（%）
生理盐水					
哌替啶					
氨基比林					

【注意】

1. 0.6%乙酸溶液需现用现配，装于密闭容器中。

2. 本实验也可以用0.01%酒石酸锑钾溶液，按0.2ml/只，腹腔注射致小白鼠扭体反应。

3. 小鼠的体重会影响到扭体反应的次数，要求体重均匀，在18～22g。

4. 室温在25℃为宜，当室温过低时，小鼠的扭体反应次数会减少。

5. 因动物导致扭体反应次数个体差异较大，因此，实验时动物数量越多结果越可靠。

【思考题】

哌替啶及氨基比林镇痛作用的机制是什么？

◈ 实验八　药物镇痛作用（热板法）

【目的】

了解热板法筛选镇痛药物的方法及操作注意，比较各类镇痛药作用特点。

【原理】

小鼠的足部受热板刺激产生疼痛，表现为舔后足反应，以此作为疼痛指标，观察药物的镇痛作用。

药物镇痛作用筛选的致痛方法有物理（光、热、机械）和化学方法，扭体法和热板法为常用的药物镇痛作用的筛选实验。扭体法常作为药物外周镇痛作用的经典筛选实验，本方法敏感、简便、重现性好，多用于解热镇痛药物的筛选。热板法常作为药物具有中枢镇痛作用的实验方法，主要用于筛选麻醉性镇痛药，并不适用于筛选解热镇痛药，且热板法装置简便、对小鼠损伤小、实验动物可反复利用。

【材料】

1. 器材　GL – 8402 型热板仪，注射器。

2. 药品　1.5%氨基比林溶液，0.5%哌替啶溶液，生理盐水。

3. 动物　小鼠，18～22g，雌性。

【方法】

1. 调节 GL – 8402 型热板仪于（55±0.5）℃。

2. 动物的筛选：取雌性小鼠，各鼠称重和标号，每次取一只放置于热板上，观察其反应。自小鼠放置于热板上至出现舔后足为止，此段时间作为该鼠的正常痛阈值（即基础痛阈值）。凡小于5秒、大于30秒或跳跃者则弃之不用。记录预选合格小鼠的正常痛阈值。

3. 取预选合格小鼠12只，随机分为3组，每组4只。

4. 第一组腹腔注射生理盐水0.1ml/10g；第二组腹腔注射0.5%哌替啶0.1ml/10g；第三组腹腔注射1.5%氨基比林溶液0.1ml/10g。

5. 分别于各组小鼠给药后的第15分钟、30分钟、60分钟和90分钟逐一测定其痛阈值，如60秒内仍无舔后足反应的则以60秒计。计算各组小鼠痛阈值的平均值和痛阈提高百分率。

$$痛阈提高百分率 = \frac{给药后痛阈值均值 - 正常痛阈均值}{正常痛阈均值} \times 100\%$$

6. 以痛阈提高百分率作纵坐标，时间作横坐标，画出时 – 效曲线，以比较各药的镇痛程度、作用开始时间及维持时间。

【结果】

按表 6 – 9 记录实验结果。

表 6 – 9　哌替啶与氨基比林的镇痛作用（热板法）

组别	动物数（只）	剂量（mg/kg）	正常痛阈平均值（s）	给药后痛阈平均值（s）				痛阈提高率（%）
				15min	30min	60min	90min	
生理盐水								
哌替啶								
氨基比林								

【注意】

1. 本实验需选用雌性小鼠。雄性小鼠遇热时睾丸易下垂，阴囊触及热板而致反应过敏，影响结果。

2. 本实验受室温影响较大，以 25℃ 为宜。

3. 热板温度应准确保持在（55 ± 0.5）℃。温度过低，小鼠反应迟钝；温度过高，反应敏感，易产生跳跃反应。

4. 本实验还可以实验小鼠在 60 秒内舔后足次数作为指标，观察镇痛药物的镇痛作用。

【思考题】

1. 结合给药剂量和实验结果，分析两类药物镇痛作用强度。

2. 两类药物镇痛作用机制有何不同？

⧉ 实验九　氯丙嗪对家兔基础体温的影响

【目的】

观察氯丙嗪对家兔基础体温的影响。

【原理】

恒温动物的下丘脑体温调节中枢通过对产热和散热两个过程的调节，使体温维持于相对恒定的状态。氯丙嗪能抑制下丘脑体温调节中枢，使其不能对体温进行调节，使体温随环境温度的变化而改变。另外，氯丙嗪尚具有明显的镇静作用。

【材料】

1. **器材**　婴儿秤，2ml、1ml 注射器，体温计，棉球，冰袋。

2. **药品**　液体石蜡、0.5% 氯丙嗪、生理盐水。

3. **动物**　家兔，3 只，2~3kg，雄性。

【方法】

1. 取家兔 3 只，称重，编号并标记，由肛门测量给药前体温及观察其活动情况并记录，第 1 只静脉注射生理盐水 1ml/kg 后，用冰袋降温；第 2 只静脉注射 0.5% 氯丙嗪 1ml/kg 后，用冰袋降温；第 3 只静脉注射 0.5% 氯丙嗪 1ml/kg 后，不用冰袋降温。

2. 分别测量并比较给药后 30 分钟及 60 分钟时 3 只家兔的体温并观察其活动情况。

【结果】

按表 6-10 记录实验结果。

表 6-10 氯丙嗪对家兔体温和活动的影响

药物	剂量 (mg/kg)	环境温度	给药前体温 (℃)	给药后体温（℃）	
				30min	60min
生理盐水		用冰袋			
氯丙嗪		用冰袋			
氯丙嗪		不用冰袋			

【注意】

1. 实验时室温应保持稳定。

2. 测温时应尽量轻柔，避免因操作造成动物挣扎影响体温。

3. 每次测肛温时，体温计插入的深度和测量时间应一致。

4. 家兔的体温测定一般采用测定肛温的方法，成年正常家兔的正常体温为 38.5~39.5℃，幼年家兔的体温较成年家兔的体温偏高，老年家兔的体温则低于成年家兔。

5. 本实验也可以用小鼠或大鼠进行实验，但会增加测肛温的操作难度。

【思考题】

氯丙嗪和解热镇痛药解热作用的特点及机制是什么？

附：阿司匹林的解热作用

【原理】

因为病原体及其毒素等外热源刺激中性粒细胞使之产生并释放内热源，内热源进入中枢神经系统后，使中枢合成并释放前列腺素（PG）增多，PG 再作用于体温调节中枢将调定点提高至 37℃ 以上，这时产热增加，散热减少，因此体温升高。本实验以伤寒、副伤寒二联菌苗作为外热源复制实验性发热动物模型，观察药物的解热作用及特点。

解热镇痛药通过抑制 PG 合成酶（环氧化酶），使中枢 PG 合成减少，而呈现解热效应。因此，这类药物只能使发热者体温下降，而对正常体温无影响。

【材料】

1. 器材 体温计，注射器，灌胃针，液体石蜡。

2. 药品 伤寒、副伤寒二联菌苗，1.5% 阿司匹林混悬液，生理盐水。

3. 动物 家兔，3 只，2~3kg，雄性。

【方法】

1. 取家兔 3 只，编号，称重。

2. 分别由肛门测量并记录其正常体温。

3. 1 号兔静脉注射生理盐水 1ml/kg。

4. 2 号、3 号兔静脉注射伤寒、副伤寒二联菌苗 1ml/kg。

5. 0.5~1 小时后测 3 只兔的体温，待 1 号和 2 号体温升高 1℃ 后，1 号兔和 2 号兔分别灌胃给予

1.5% 阿司匹林混悬液 1ml/kg，3 号兔灌胃给予生理盐水 10ml/kg。

6. 给药后 30 分钟、60 分钟、90 分钟、120 分钟时分别测量并记录体温。

【结果】

按表 6-11 记录实验结果。

表 6-11 阿司匹林的解热作用

编号	药物	剂量（mg/kg）	给药前温度（℃）	给药后温度（℃）			
				30min	60min	90min	120min
1号							
2号							
3号							

第七章　心血管系统药理实验

心血管疾病种类繁多、病因复杂，可引发心律失常、心肌缺血、心力衰竭或心肌梗死、高血压等。心血管系统药物主要直接或间接作用于心脏或血管系统，通过改进心脏的功能，调节心输出量，或改变血管的舒张收缩状态，改变循环系统各部分的血液分配。抗心律失常药直接作用于心肌细胞的离子通道，影响心肌细胞膜的通透性，或者改变心肌的自律性、传导性，而恢复心脏的正常节律；抗心肌缺血药物主要通过影响心肌耗氧量而产生抗心肌缺血作用，同时对缺血心肌代谢和心肌自身保护机制产生良好的改善与促进作用；传统抗慢性心功能不全的药物则以增强心肌收缩力，改善血流动力学变化为主，现代药物研究尤其注重保护靶器官、防止并逆转心肌肥厚、增加心肌、血管顺应性、延长患者生存期；抗高血压药物以调整神经、纠正体液紊乱、减少心排出量和（或）降低外周阻力为主，使高血压得到了良好的控制；调节血脂药物作为冠心病预防药物的使用，也起到降低心血管疾病发生率和预防严重心血管事件的作用。

目前，用于心血管系统药物研究的实验方法主要有抗高血压药物实验法、抗心功能不全实验法、抗心律失常药物实验法、抗心肌缺血实验/再灌注损伤与心肌缺血预适应实验法以及抗动脉粥样硬化药实验法等。既有在体实验，也有离体器官或是细胞实验，常在建立相应实验模型的基础上进行相关药物的作用与机制研究。

整体动物实验中，常选用犬、猫、家兔和大鼠用于抗高血压实验，高血压实验动物模型的建立既可以选用自发性高血压实验动物，也可以采用由手术（肾动脉结扎术）、药物（盐皮质激素）、食物（高糖高盐饮食）以及采用声、光等慢性刺激等诱发的实验动物模型。猫、家兔、豚鼠和大白鼠常用于药物对心电图影响的实验研究，可反映药物对心律的影响。心律失常模型的建立常用药物如三氯甲烷、氯化钡、乌头碱以及肾上腺素等对动物进行诱导，也可以采用手术（如结扎冠状动脉）结合药物（垂体后叶素等）进行诱导。心肌缺血缺氧的实验研究常用家兔、豚鼠和犬，其中家兔和犬在采用结扎冠状动脉建立心肌梗死模型中应用广泛。也可以采用小鼠等给予普萘洛尔，考察药物对缺氧的耐受。观察药物对血管阻力的影响，常用犬和大鼠进行在体血管灌流实验，来测定血管阻力。由于自发性高脂血症的实验动物品系较少，可选用家兔、大鼠和鹌鹑等采用高脂饲料喂养诱发建立动脉粥样硬化的实验动物模型，以考察药物对血脂及动脉粥样硬化的影响。

离体心脏灌流是研究药物对心脏作用的常用方法，一般用犬或猫的离体心脏进行，研究强心苷可采用豚鼠心脏；而研究心肌耐缺氧，则宜选用雄性大白鼠心脏。

原代心肌细胞的培养，可以用于观察药物对心肌细胞的直接作用，包括心肌细胞对缺血缺氧模拟环境的耐受、对心肌收缩与舒张功能的影响以及生物电的干预等。

本章主要介绍动物离体心脏灌流法，动物心肌缺血与心律失常模型制备，以及动物心肌收缩性与血压调控的实验方法，观察作用于心血管系统药物的影响作用。

≫ 实验一　药物对离体蛙心的强心作用

【目的】

学习斯氏（Straub）离体蛙心灌流法，观察强心苷对离体蛙心收缩强度、节律和心输出量的影响。

【原理】

强心苷在一定剂量范围下能直接抑制心肌细胞膜上 Na^+,K^+ – ATP 酶活性，使细胞内游离钙离子增多，产生正性肌力、负性频率作用。该作用对衰竭心脏表现更为明显。

【材料】

1. 器材　手术器械一套，蛙板，探针，斯氏蛙心插管，蛙心夹，铁支架台，双凹夹，长柄木夹，小烧杯，滴管，棉线，生物信号采集系统（或多道生理记录仪），张力换能器。

2. 药品　5% 洋地黄毒苷溶液（或 0.1% 毒毛旋花苷 G 溶液），任氏液，低钙任氏液（$CaCl_2$ 含量为一般任氏液的 1/4）。

3. 动物　蛙或蟾蜍。

【方法】

取蛙或蟾蜍 1 只，用探针毁脑及脊髓，仰卧位固定于蛙板上。正中间剪开胸部皮肤，然后开胸，剪开心包，暴露心脏。在主动脉分叉处下穿一线，打个松结，备结扎插管用。于主动脉分叉稍上方的左主动脉剪一 "V" 形小口，将盛有任氏液的蛙心套管插入主动脉，并通过主动脉球转入左后方左心室，然后将线结扎固定在套管小钩上（离体蛙心制备如图 7 - 1、图 7 - 2 所示）。用吸管将管内带血的任氏液吸出，以防血块堵塞套管。心脏搏动时，可见液面随着心脏的搏动在管内上下波动。

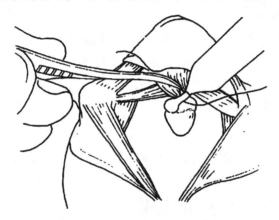

图 7 - 1　斯氏离体蛙心插管法

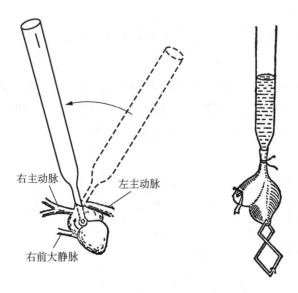

右主动脉　　左主动脉

右前大静脉

图 7 - 2　斯氏离体蛙心插管插入要领与灌流装置

剪断主动脉，提起心脏。于静脉窦下方将其余血管一起结扎（勿伤及或结扎静脉窦）。分离周围组织使心脏离体，并用任氏液连续换洗直至无血色。将蛙心套管固定于铁架台，用蛙心夹在心舒期夹住心尖部，连接于张力换能器并与生物信号采集系统相连，待收缩稳定后开启记录仪，进入"蛙心灌流"界面，选择适当的实验参数，即可进行实验。

记录正常的心脏活动曲线，然后按以下顺序加入药物或试剂，注意观察图形的变化：①换入低钙任氏液；②当心脏收缩显著减弱时，向套管内加入 5% 洋地黄毒苷溶液（或 0.1% 毒毛旋花苷 G 溶液）0.2ml。

【结果】

剪贴或复制心脏的收缩曲线记录纸，再将具体分析平均值填入表 7 - 1。

表 7 - 1 药物对离体蛙心收缩功能的影响

组别	心跳次数（次/分）	振幅（mm）	图形比较情况
正常组			
低钙任氏液组			
洋地黄毒苷组			

【注意】

1. 本实验青蛙重量最好在 50g 以上。

2. 在整个实验过程中应保持管套内液面高度不变，以保证心脏固定的负荷。

3. 在实验过程中，基线的位置、放大倍数、描记数度应保持一致。

4. 为防止血液凝固堵塞蛙心套管口，可在任氏液中加入适量抗凝剂肝素。一般在 1000ml 任氏液中加入 2ml 肝素注射液配制成肝素 - 任氏液。

【思考题】

通过本次实验，分析强心苷的药理作用及其机制。

▷ 实验二 药物抗心律失常作用

【目的】

学习药物诱发大鼠心律失常的方法，观察药物利多卡因的抗心律失常作用。

【原理】

氯化钡的钡离子能促进心室肌浦肯野纤维的钠离子内流，提高舒张期的除极速率，诱发室性心律失常，在心电图上表现为室性期前收缩、室性心动过速、心室纤颤等，从而形成药物性心律失常的动物模型。利多卡因能抑制钠离子内流，对室性心律失常有治疗作用。

【材料】

1. 器材 大鼠手术台，眼科剪，注射器，头皮静脉注射针头，心电图机。

2. 药品 0.5% 盐酸利多卡因溶液，10% 水合氯醛，0.4% 氯化钡溶液，150U/ml 肝素生理盐水注射液，生理盐水。

3. 动物 大鼠，体重 200 ~ 300g，雌雄皆可。

【方法】

取大鼠 1 只，称重，以 10% 水合氯醛 0.3ml/100g 腹腔注射麻醉，仰位固定于手术台。在后肢内侧股动脉搏动处剪开皮肤2.5cm，用止血钳钝性分离周围组织，暴露股静脉，在股静脉下放置两根丝线，一根将远端结扎，然后于近心端插入与注射器相连的头皮静脉注射针头（针头内加少许肝素以防凝血）并固定，用于给药。

将引导电极插入大鼠四肢皮下，与心电图机相连，选择振幅1mV＝1cm，纸速50mm/s。先描记一段正常Ⅱ导联心电图后，注入0.4%氯化钡溶液0.1ml/100g（剂量为4mg/kg），再推入生理盐水0.5ml/100g（体重），立即描记心电图20秒，以后每隔45秒描记心电图一小段。当出现室性心律失常时推入生理盐水0.1ml/100g，再记录心电图直至恢复窦性节律。

另取大鼠1只，操作同前，当出现心律失常时立即静脉给予0.5%盐酸利多卡因0.1ml/100g（剂量为5mg/kg），然后按上述要求继续记录心电图。观察两只大鼠心律失常持续的时间，评价利多卡因对氯化钡诱发心律失常的治疗作用。

【结果】

将2只大鼠心电图有比较价值的图形剪接，粘贴成如图7-3的式样进行比较。

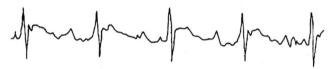

正常心律心电图

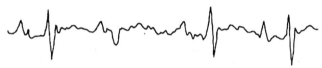

室性期前收缩心律心电图

图7-3　大鼠正常心律与室性期前收缩心律心电图

【注意】

1. 氯化钡需新鲜配制，快速注射。

2. 因氯化钡或利多卡因奏效迅速，记录应及时，特别在推注利多卡因时，因其起效极快，在开始给药时即可开始描记心电图。

3. 心电图机应接地，尽量避免人为因素和金属物品的干扰。

【思考题】

对利多卡因抗心律失常的治疗作用做初步评价。

⫸ 实验三　药物抗心肌缺血实验（垂体后叶素致心肌缺血法）

【目的】

学习检测动物心电图的操作方法及垂体后叶素致动物心肌缺血模型的制备方法，观察药物对抗垂体后叶素所致心肌缺血的作用。

【原理】

垂体后叶素静脉注射可使全身血管收缩，其中冠状动脉收缩能引起急性心肌缺血，在心电图上表现为 ST 段及 T 波变化。硝酸甘油注射液可解除冠状动脉痉挛，对抗垂体后叶素产生的缩血管效应，使缺血性心电图得到改善。

【材料】

1. **器材**   心电图机（或生物信号采集系统），注射器，大鼠手术台，秒表。
2. **药品**   0.5%硝酸甘油注射液，1U/ml 垂体后叶素、0.2g/ml 乌拉坦溶液。
3. **动物**   大鼠，体重 200～250g，雌雄皆可。

【方法】

取大鼠 1 只，称重，腹腔注射 0.2g/ml 乌拉坦溶液 0.5ml/100g（体重）麻醉，仰位固定于大鼠手术台上。用针状电极分别插入大鼠四肢皮下，连接于动物心电图机上，心电图机的灵敏度调至 1mV = 1～2cm，以 50～100mm/s 纸速描记正常Ⅱ导联心电图一段。大鼠尾静脉注射 1U/ml 垂体后叶素 0.05～0.1ml/100g（剂量为 0.5～1U/kg），描记给予垂体后叶素后 15 秒、30 秒、60 秒、2 分钟、4 分钟、10 分钟、15 分钟、20 分钟的心电图，观察心率、ST 段、T 波的变化。判断心肌缺血的指标有：①ST 段抬高或压低 0.1mV 以上。②J 点（QRS 波与 ST 段结合点）抬高或压低 0.1mV 以上。③T 波低平（降低原来高度的 50% 以上）、双向或倒置。上述三条出现其中一条即可诊断为心肌缺血。

另取大鼠 1 只，按上述操作麻醉后，腹腔注射 0.5% 硝酸甘油注射液 0.2ml/100g（剂量为 10mg/kg），5 分钟后同上法尾静脉注射垂体后叶素并记录不同时间的心电图，观察心电图的变化，测量并比较给药前后心电图 ST 段和 T 波降低的变化。

【结果】

将心电图纸进行剪接，如图 7-4 将每只大鼠正常及典型变化的心电图粘贴在实验报告上。

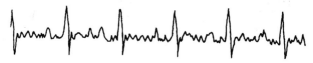

正常心电图

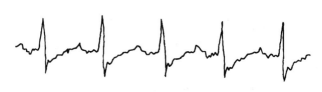

ST段降低

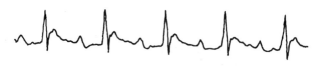

J点抬高心电图

图 7-4   正常大鼠与心肌缺血大鼠心电图

【注意】

1. 给予垂体后叶素后心电图记录要及时，因为垂体后叶素很快就能引起心电图缺血变化。
2. 尾静脉推注垂体后叶素时间应恒定且小于 15 秒。

3. 动物对垂体后叶素的敏感性有差异，剂量应根据其效价调整，进行预试。

【思考题】

1. 除了垂体后叶素可引起动物心肌缺血，还有哪些方式可致心肌缺血？

2. 抗心肌缺血药物有哪些？各有什么特点？

实验四　药物对豚鼠离体右心房的作用

【目的】

学习豚鼠离体心房标本的制作，观察强心苷、异丙肾上腺素对心房收缩幅度、频率的作用，以及普萘洛尔对上述两种药物作用的影响。

【原理】

心脏的主要功能是泵血，因此，"心功能"是以心输出量，心脏做功及其相关参数为指标，如搏出量、心脏指数、心肌收缩性能、前后负荷、心率均可明显改变心脏泵血功能，为了探测在药物影响下心脏收缩性能的改变，常设法尽量排除心脏前后负荷的影响，如在离体工作的心脏实验中，药物的肌力作用可直接测定，而在整体情况下，则较为复杂。

强心苷是一类选择性作用于心脏，增强心肌收缩的药物。强心苷与心肌细胞膜上的 Na^+,K^+-ATP 酶结合并抑制其活性，导致钠泵失灵，从而使心肌细胞内 Ca^{2+} 增加，使心肌收缩力增强，同时，它可以减慢心率，减慢传导。

异丙肾上腺素是 β 受体激动剂，对心脏的 $β_1$ 受体具有强大激动作用，使心肌收缩力增加，心脏的心率与传导加快。

普萘洛尔是 β 受体阻断剂，能阻断 β 受体激动剂对 β 受体的激动作用。

【材料】

1. 器材　生物信号处理系统，肌张力换能器，手术器械，500ml 烧杯，恒温水浴，培养皿，手术线，通气钩，充氧球胆，铁锤，普通剪。

2. 药品　0.01% 异丙肾上腺素，0.025% 毒毛花苷 K，0.025% 普萘洛尔，Krebs – Henseleits Solution（营养液）。

3. 动物　健康豚鼠 1 只，体重 300～450g，雌雄皆可。

【方法】

取豚鼠一只，用铁锤击头部致昏，普通剪切断两侧颈总动脉放血致死，迅速开胸，剪开心包膜，将心脏取出，置于温度为 37℃ 的 Krebs – Henseleits 溶液中，用手指挤压心脏 2～3 次，将心脏内血液挤出，更换新的营养液，仔细分辨右心房，小心剪下右心房，注意不要损伤窦房结，用手术线分别系在心房的上下两个尖端，下端打环用于固定在通气钩上，上端用于连接换能器。将标本固定在通气钩上，放入恒温浴槽中，经通气钩持续输入 95% 氧气和 5% 二氧化碳的混合气体。

肌张力换能器一端与心房相连，一端连接生物信号处理系统所选通道的输入接口上，启动计算机，进入生物信号处理系统的实验模块，开始记录。调节收缩前负荷至 0.5g（实验记录前应先定标），稳定 30 分钟后先记录正常心房的收缩曲线，然后依次给予下列药物：

（1）0.01% 异丙肾上腺素 0.2ml，待作用明显后冲洗 3 次，使收缩曲线恢复正常。

（2）0.025% 毒毛花苷 K 0.2ml，待作用明显后冲洗 3 次，使收缩曲线恢复正常。

（3）0.025%普萘洛尔0.2ml，记录心房的收缩曲线，3分钟后加入0.01%异丙肾上腺素0.2ml，观察心房收缩曲线的变化，2分钟后加入0.025%毒毛花苷K 0.2ml，观察心房收缩曲线有何变化。

【结果】

复制心房的收缩变化曲线，并按表7-2记录实验结果。

表7-2　豚鼠右心房心率和收缩幅度变化

	频率（次/分）	收缩幅度（mg）
正常心房的收缩		
0.01%异丙肾上腺素		
0.025%毒毛花苷K		
0.025%普萘洛尔+0.01%异丙肾上腺素		
0.025%普萘洛尔+0.01%异丙肾上腺素+0.025%毒毛花苷K		

【注意】

1. 标本的制备操作须迅速、轻柔，尽量在2~3分钟内完成。

2. 心房的辨别较难，需仔细观察。方法：将心脏位置放好呈腹面观，此时心脏左侧较膨出，而右侧较低平，右心房位于心脏右上方的背侧面，较左心房小。

3. Kerbs - Henseleits溶液的温度一定要控制在37℃，并充分给予95%氧气和5%二氧化碳的混合气体。

4. 本实验可验证强心苷对豚鼠离体心房的作用，并与异丙肾上腺素进行比较。注意观察在单次给药条件下（给药步骤①和②），强心苷正性肌力作用的发展比较缓慢，能不断增强且比较持久，而异丙肾上腺素的正性肌力作用发展比较急骤。

【思考题】

1. 强心苷、异丙肾上腺素对豚鼠离体心脏有何作用？普萘洛尔对其影响有何不同？

2. 此实验能否观察药物对心脏前、后负荷的影响？为什么？

≫ 实验五　可乐定降压作用原理分析

【目的】

分析可乐定的降压作用及其可能作用机制。

【原理】

血压的调节机制十分复杂，因而也决定了抗高血压药物研究的复杂性和方法的多样性。一般来说可分三步：①麻醉或清醒正常动物的急性降压实验；②高血压动物模型的实验性治疗；③降压机制研究。在肯定药物的降压效果后，可以根据所观察药物作用的表现及其化学结构类型，采用适当的实验进行机制研究。可乐定降压作用的主要部位在中枢，通过激动延髓咪唑啉I_1受体，使外周交感神经活性降低，血管扩张，血压下降；也可通过激动延髓背侧孤束核突触后膜的α_2受体，抑制交感神经中枢的传出冲动，使外周血管扩张，血压下降。本实验方法即能验证药物中枢降压作用部位和中枢降压作用方式。

【材料】

1. 器材　生物信号处理系统，压力换能器，手术器械，动脉套管，动脉夹，脑室穿刺针，0.25ml、

2ml、10ml 注射器，气管插管，特制小钻头。

　2. 药品　生理盐水，0.5% 肝素，0.01% 可乐定，0.1% 育亨宾，20% 乌拉坦。

　3. 动物　家兔 1 只，体重 2~2.5kg，雌雄皆可。

【方法】

　　取家兔一只，20% 氨基甲酸乙酯 5~6ml/kg（1000~1200mg/kg）腹腔注射麻醉后，使动物俯卧于手术台上，剪去兔毛，在头顶中央做一矢状切口，长约 3cm。用钝刀刮去筋膜，暴露冠状缝，在冠状缝上距离矢状缝 4mm 处，左右两侧各钻一小孔（钻头刚钻透颅骨为止，勿伤脑组织）以备作侧脑室注射用，伤口处用盐水纱布覆盖。再将家兔仰卧固定于手术台上，剪去右侧腹股沟区兔毛，切开表皮及皮下组织，分离出右股动脉，穿双线，静脉注射肝素（1ml/kg），结扎远心端，夹闭近心端，向近心端方向插入动脉插管并连接压力换能器。压力换能器另一端连接生物信号处理系统所选通道的输入接口上，启动计算机，进入生物信号处理系统的血压实验模块，开始记录（实验记录前应先定标），待血压稳定后，先记录正常血压，然后依次给予下列药物。

　（1）耳缘静脉注射可乐定 20μg（0.2ml），观察 10 分钟。

　（2）血压恢复正常后，缓慢侧脑室注射可乐定 20μg（0.2ml）。

　（3）待降压作用明显后（约降低 40mmHg 左右）静脉注射育亨宾（α_2 受体阻断剂）1ml/kg。

　（4）待血压变化明显后，缓慢侧脑室注射可乐定 20μg（0.2ml）。

每次给药后均应严密观察和记录血压的变化。

【结果】

复制血压变化曲线，并按表 7-3 记录实验结果。

表 7-3　麻醉家兔血压变化及其影响因素

实验给药步骤	药物/剂量	血压值（mmHg）	
		给药前	给药后
1			
2			
3			
4			

【注意】

1. 冠状缝呈现后，做颅骨钻孔时，钻孔点必须在冠状缝上。

2. 侧脑室注射时，需进针 7mm 左右，药液需缓慢推注。

【思考题】

1. 根据实验结果讨论可乐定的降压作用及其可能作用机制。

2. 静脉注射可乐定和侧脑室注射可乐定为什么血压变化不一样，分析其可能原因。

第八章　内脏系统药理实验

本章主要介绍作用于泌尿、生殖、呼吸、消化及血液系统药理实验的相关内容。

一、作用于泌尿系统药理实验

主要包括利尿、抗利尿、影响肾功能（肾小球滤过率、肾小管对离子转运、肾血流量等）等药理实验方法。

泌尿生殖系统药理实验研究集中于讨论药物对泌尿生殖系统功能的影响，阐释其有关作用机制。主要实验方法包括：

1. 利尿实验　主要有代谢笼实验法、导尿管集尿法等方法，测定一定时间内尿量。①代谢笼实验法，如用代谢笼收集小动物（小鼠、大鼠等）尿液 24 小时，观察用药后尿量的变化。由于实验是在生理状态下或接近生理状态下进行，所得结果较为可靠。②导尿管集尿法，选用雄性犬、家兔或大鼠，给予水负荷后，背位固定于手术台，将用液体石蜡润滑的导尿管自尿道轻轻插入膀胱，导尿管下接量筒，收集一定时间内的尿量。在观察尿液排出量的同时，可取不同时间段的尿液进行离子（如 Na^+、K^+、Cl^-）的含量检测，间接评估肾脏功能，进一步了解药物的作用部位。

2. 肾功能实验　方法较多，主要有：①肾清除率测定法（测定肾脏对血液里某物质的清除能力，如菊糖、对氨马尿酸等）；②截流分析实验法（分析肾小管各段运动功能）；③肾小管微穿刺实验法（分析肾小管不同节段离子的转运情况，阐明药物的作用部位）；④肾脏生化检验法（检验血液中蛋白质的代谢产物，如尿素和肌酐）；⑤放射性肾图检查法（检查肾脏供血情况、肾小管分泌功能及输尿管通畅情况）；⑥碳酸酐酶体外活性抑制测定法。⑦肾细胞膜片钳技术，研究药物对肾细胞、肾小管细胞膜上离子通道的影响。

二、作用于呼吸系统药理实验

主要包括祛痰、镇咳、平喘等药理实验方法。尚可利用慢性支气管炎和肺气肿模型观察药物的综合作用。

呼吸系统药物实验研究主要评估祛痰、镇咳、平喘的作用并阐释其机制。主要实验方法包括：

1. 祛痰实验方法　药物的祛痰作用，大多为增加呼吸道分泌液的分泌，使痰变稀；降低痰液中的黏性成分，使痰的黏度下降或增加呼吸道黏膜上皮细胞纤毛的运动，使痰液易于咳出。常用的方法有气管酚红法、毛细玻管法和气管纤毛黏液流动法等。

2. 镇咳实验方法　咳嗽多由呼吸道黏膜受刺激而引起，实验常用化学刺激法、电刺激法和机械刺激法制备咳嗽动物模型来观察药物的镇咳作用。

3. 平喘实验方法　分离体实验和整体实验。常用的离体实验有气管螺旋条法、气管环法、气管容积法等；整体实验有喷雾致喘法、肺溢流法等。

三、作用于消化系统药理实验

消化系统药物研究主要包括消化器官运动实验、消化器官分泌实验、抗胃和十二指肠溃疡、利胆等药理实验方法。

1. 消化器官运动实验　①离体器官运动实验：采用豚鼠、大鼠、家兔的离体胃、肠、胆囊等器官的肠段或肌片为材料（大鼠无胆囊），在恒温及充氧的营养液中通过拉力传感器与生理记录仪连接，描记肌纤维的收缩和舒张功能。②整体器官运动实验：胃排空，肠推进动力实验，压敏传感器贴壁法测定平滑肌组织的舒缩运动，以及生物电研究消化器官电生理变化等方法。

2. 消化器官分泌实验　通过插管或造瘘等方法收集胃液、肠液、胰液及胆汁，然后对上述消化液进行分析。胃酸测定可用酸碱滴定法或酸度计测定法，胃蛋白酶测定可用凝乳法、麦特（Mett）毛细玻管法、Hmon – Mimby 改良法等，糜蛋白酶测定可用分光光度法、合成多肽法等。

3. 抗胃和十二指肠溃疡实验　通过建立实验性溃疡模型，观察药物对胃黏膜损伤的保护作用。引起实验性溃疡的方法有 Shay 幽门结扎型、应激型、乙酸损伤型、药物（吲哚美辛、阿司匹林、组胺、半胱氨酸）诱发型等。同时还可测定胃组织中相关物质的含量，如前列腺素、氨基己糖、cAMP、5 – 羟色胺、组胺等物质。

四、作用于血液系统药理实验

正常机体中凝血与抗凝血过程保持动态平衡，使血液在心血管系统中既可循行不息流动，又可在局部发生损伤出血时及时止血。当多种原因导致机体凝血机制发生异常，则会出现病理性出血或栓塞情况，此时需要使用促凝血药物或者抗凝血药物进行治疗。本章主要介绍凝血药和抗凝血药实验研究方法。

1. 影响内源性凝血途径实验　包括全血凝血时间测定法、血浆复钙时间（PRT）测定法和部分凝血活酶（APTT）测定法。

2. 影响外源性凝血途径实验　主要用于检测因子 Ⅱ、Ⅴ、Ⅶ、Ⅹ 的活性和含量，如血浆凝血酶原时间测定。原理是组织凝血活酶与钙离子混合物加到正常抗凝血浆时，可激活外源性凝血途径，在凝血活酶因子 Ⅱ、Ⅴ、Ⅶ、Ⅹ 等作用下，使凝血酶原转化为凝血酶，并形成血凝块。若凝血时间延长或缩短，提示对外源性凝血途径有影响。

3. 影响纤溶系统实验　主要检测纤溶系统活性，常用实验方法有全血血凝块溶解实验。取动物血样于试管中，加盖，放入37℃水浴中，待血液凝固时开始计时，至试管内血凝块完全溶解。

▷ 实验一　利尿药物对家兔尿量的影响

【目的】

学习利尿药药理实验方法及观察高效利尿药的利尿作用。

【原理】

呋塞米属高效利尿药，作用于肾小管髓袢升支粗段，抑制 $Na^+,K^+ - 2Cl^-$ 同向转运系统，破坏尿液的稀释与尿液的浓缩，发挥强大的利尿作用。

【材料】

1. 器材　兔手术台，电子秤，兔开口器，手术器械，记滴器，导尿管，细塑料管，注射器，膀胱插管，量筒，烧杯，试管，试管架，纱布，棉线，手术灯。

2. 药品　20%氨基甲酸乙酯（Urethane，乌拉坦），1%呋塞米注射液（Furosemid），5%葡萄糖生理盐水，生理盐水。

3. 动物　健康新西兰家兔或日本大耳家兔2只，体重2~2.5kg，雄性。

【方法】

1. 尿道插管法 取健康雄兔2只，实验前禁食不禁水12～24小时。称体重，随机分为生理盐水对照组和呋塞米组，标记后用5%葡萄糖生理盐水50ml/kg灌胃或耳缘静脉注射10ml/kg，以增加水负荷。将兔仰卧固定于兔手术台上，用消毒过并充满生理盐水的10号导尿管蘸少许石蜡油（或甘油），从尿道插入膀胱7～9cm，导尿管通过膀胱括约肌进入膀胱后，即有尿液滴出。再插入1～2cm（共插入8～12cm），将导流管用胶布固定于兔体上，轻压下腹部，使膀胱内余尿排尽。收集用药20分钟的尿量。然后呋塞米组由耳缘静脉缓慢注入1%呋塞米0.5ml/kg，生理盐水对照组由耳缘静脉注入等容量5%葡萄糖生理盐水，两组收集给药后第5分钟、10分钟、20分钟的尿量，记录于表8-1中。

2. 膀胱插管法 用20%氨基甲酸乙酯3～5ml/kg（600～1000mg/kg）静脉注射麻醉，在耻骨联合上方，沿正中线作一长2～3cm的切口。沿腹白线切开腹壁，将膀胱移出体外。在膀胱顶部用连续缝作一个荷包缝合，在缝线中心作一小切口，插入预先充满生理盐水的膀胱套管，收紧缝线以关闭膀胱切口，膀胱插管通过橡皮管与记滴器相连，尿液收集与给药同上。

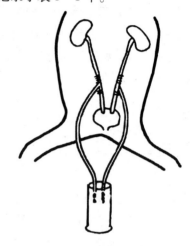

3. 输尿管插管法 麻醉同上，在耻骨联合上方，沿正中线向上作一5cm长的皮肤切口。沿腹面白线切开腹壁，将膀胱移出，暴露膀胱三角，仔细辨认输尿管，并将输尿与周围组织轻轻分离，避免出血。用线将输尿管近膀胱端结扎，在结扎之上部剪一斜口，把充满生理盐水的细塑料管向肾脏方面插入输尿管内，用细线轻扎固定，进行导尿，可以看到尿液从细塑料管中慢慢地逐渐地流出，如图8-1所示。手术完毕后用温热的（38℃左右）生理盐水纱布将腹部切口处盖住，以保持腹腔内的温度。将细塑料管连至记滴器。尿液收集与给药同上。

图8-1 输尿管插管法及尿液收集

【结果】

按表8-1记录实验结果。

表8-1 药物对家兔尿量的影响

组别/药物		给药后不同时间尿量累加尿量（ml）		
		5min	10min	20min
生理盐水组	给药前			
	给药后			
呋塞米组	给药前			
	给药后			

【注意】

1. 灌胃要仔细，避免误入气管。

2. 尿道插管法和膀胱插管法收集尿液前后，应使膀胱内余尿排尽，才能准确记录尿量。

3. 膀胱插管法与输尿插管法静脉麻醉时应缓慢推注，并观察麻醉状态，不可麻醉太深，手术时开腹时就小心，不可伤及其他腹腔脏器，分离时候应该钝性分离。手术后，应用生理盐水纱布覆盖创口，保持动物腹腔温度和湿度。

4. 尿道插管的动物可不麻醉，操作方便，选雄性家兔较好。输尿管插管法是较为准确的急性利尿实验方法之一，用时较短，受外界环境影响较小，与膀胱中有否尿量无关，结果较准确。

【思考题】

1. 呋塞米和氢氯噻嗪的药理作用及作用机制，临床应用不良反应有何异同？
2. 试设计一个实验方案，比较呋塞米和氢氯噻嗪的效价和效能。

实验二　药物的祛痰作用（酚红排泌法）

【目的】

学习酚红排泌法测定药物祛痰作用的实验方法，观察盐酸氨溴索口服液的祛痰作用。

【原理】

大多数祛痰药是通过增加呼吸道分泌液，使附着呼吸道黏膜的痰变稀，容易从气道壁脱落，在咳嗽时咳出，增加的分泌液覆盖黏膜后使之光滑，保护黏膜壁免受有害刺激引起咳嗽的损害。

常用的方法有气管酚红排泌量测定法、直接收集气管分泌液法和气管纤毛黏液流动法。①气管酚红法：常用小鼠或家兔，通过给动物腹腔或静脉注入一定量的酚红，可部分地从气管分泌排出，从动物气管中排泌酚红的量，来确定药物的化痰作用。②毛细玻管法：常用麻醉大鼠，用玻璃毛细管插入气管内吸取痰液，以一定时间内吸取痰液量的多少，来判断药物的排痰效果。③气管纤毛黏液流运动法：常用家鸽、家兔，以墨汁为标记物（也可用染料、炭粉、软木粒等），观察一定时间内墨汁在气管黏膜表面运动距离的长短，判断药物的排痰效果。

酚红排泌的原理，指示剂酚红自小鼠腹腔注射并经腹腔吸收后，可部分地由支气道黏液腺分泌入气道。有祛痰作用的药物在使支气管分泌液增加的同时，其由呼吸道黏膜排除的酚红也随之增多。因而可从药物对气管内酚红排泌量的影响来观察其祛痰作用。酚红在碱性溶液中呈红色，向气管段加碳酸氢钠灌洗使其显色，用分光光度计法测出酚红的排泌量，从而得到药物的祛痰作用。

【材料】

1. 器材　分光光度计。
2. 药品　盐酸氨溴索口服液，2.5%酚红生理盐水溶液，5% $NaHCO_3$。
3. 动物　小鼠20只，体重18~22g，雌雄各半。

【方法】

酚红标准曲线的绘制，准确称取一定量的酚红，加5% $NaHCO_3$溶液溶解，配制成100μg/ml的酚红标准品溶液，然后依次稀释，配成每1ml含酚红0.2μg、0.4μg、0.6μg、0.8μg、1μg、3μg、5μg、10μg，于波长546nm处测定吸光度，绘制酚红标准曲线，得到回归方程。

取小鼠8只，随机分为对照组和阳性药组，4只/组，雌雄各半，禁食不禁水12小时，对照组灌胃给予蒸馏水，阳性药组按30mg/kg灌胃给予盐酸氨溴索口服液0.2ml/10g，给药后半小时，各组小鼠腹腔注射2.5%酚红生理盐水溶液0.5ml，注射后半小时脱颈椎处死，仰位固定，剪开颈正中皮肤，分离气管，于喉头下将头磨平的7号针头插入气管内约0.3cm，用丝线结扎固定后，用1ml注射器吸取5% $NaHCO_3$溶液0.5ml，注入气管灌洗后抽出，重复灌洗3次，合并灌洗液，2000r/min离心10分钟后取上清作为待测样品液。采用分光光度计于波长546nm处测定各组小鼠气管灌洗液吸光度，代入回归方程，可得各小鼠酚红浓度，对结果进行统计分析。

【结果】

按表8-2记录实验结果。

表 8 - 2 盐酸氨溴索对小鼠祛痰作用的影响

鼠号		体重（g）	药物/剂量	酚红浓度
对照组	1			
	2			
	3			
	4			
给药组	1			
	2			
	3			
	4			

【注意】

1. 气管内注入 5% $NaHCO_3$ 溶液后吸出时要轻轻地进行，一旦用力过度，肺泡会破裂流入胸腔。

2. 分离气管时，需将气管周围组织去除干净。

3. 给药至处死动物的时间必须准确。

【思考题】

根据实验结果，分析盐酸氨溴索祛痰作用的机制是什么？

◈ 实验三　药物对豚鼠的平喘作用（喷雾引喘法）

【目的】

学习磷酸组胺与氯化乙酰胆碱诱导哮喘模型的方法，观察氨茶碱的平喘作用。

【原理】

平喘实验方法包括对气管平滑肌松弛法和抗过敏法，分离体实验和整体实验。常用的有气管容积法、喷雾致喘法、气管螺旋条法、肺溢流法等实验方法。①气管容积法：取豚鼠完整气管段，与毛细玻管相连，通过观察豚鼠离体气管在用药后玻管内液面的升降，判断药物对支气管的舒缩作用。②喷雾致喘法：多用豚鼠（亦有采用小鼠或大鼠），恒压喷雾致喘剂，如组胺和乙酰胆碱，可引起动物"哮喘反应"而抽搐跌倒，观察引起动物"哮喘反应"潜伏期来判断药物平喘作用。③肺溢流法：常用豚鼠进行实验，通过与装置系统相连的气量计记录进入的气量，借以判断药物对支气管平滑肌舒缩的影响。④气管螺旋条法：将豚鼠离体气管剪成螺旋条状，置于平滑肌浴槽中，观察药物对离体螺旋条的松弛作用。

本实验以引喘药物气雾法给予豚鼠可引起支气管痉挛、窒息，从而导致抽搐而跌倒。这种动物模型可用于观察药物的支气管平滑肌松弛作用。目前最常用的引喘药物是组胺和乙酰胆碱。氨茶碱有阻断腺苷受体的作用，从而松弛支气管平滑肌。

【材料】

1. **器材**　YLS - 8A 多功能诱咳引喘仪，秒表，注射器。

2. **药品**　12.5% 氨茶碱，2% 氯化乙酰胆碱，0.4% 磷酸组胺溶液。

3. **动物**　幼年豚鼠 2 只，体重 150 ~ 200g，雌雄各半。

【方法】

将前一天筛选合格的豚鼠2只随机分为2组（2%氯化乙酰胆碱和0.4%磷酸组胺诱导哮喘的潜伏期一般不超过120秒，如超过则作为不敏感，不予选用）。给药组腹腔注射12.5%氨茶碱溶液1ml/kg（125mg/kg），空白对照组腹腔注射等容量的生理盐水。30分钟后分别放入诱喘仪内，以2%氯化乙酰胆碱与0.4%磷酸组胺的等量混合液定量恒压（53.3～66.6kPa）喷雾15秒，观察并记录豚鼠的引喘潜伏期，动物在吸入诱喘药物后经过一段潜伏期即产生"哮喘反应"。"哮喘反应"可分为4级，Ⅰ级呈现呼吸加速，Ⅱ级呈现呼吸困难，Ⅲ级呈现痉挛，Ⅳ级呈现跌倒、翻滚。记录并比较各组动物出现跌倒的潜伏期。

【结果】

按表8-3记录实验结果。

表8-3　氨茶碱的平喘作用

鼠号	药物/剂量	引喘潜伏期（s）
1		
2		

【注意】

1. 豚鼠必须选用幼鼠，体重不超过200g，并引喘潜伏期不超过120秒。各鼠每天只能测定一次引喘潜伏期。同一天内，多次测定，会影响实验结果。

2. 判断药物有无平喘作用的指标：用药后引喘潜伏期明显延长；用药后动物不会因呼吸困难、窒息而跌倒，一般观察6分钟（360秒），不跌倒者引喘潜伏期以360秒计算。

3. 抗组胺药无直接松弛支气管平滑肌作用，但作用于这种动物模型，也能得到平喘效果。因此，在分析实验结果时应排除这种假阳性现象。

【思考题】

1. 平喘实验方法有哪些？请举例说明。

2. 氨茶碱的平喘作用机制是什么？

⊗ 实验四　药物的镇咳作用（氨水引咳法）

【目的】

学习氨水引咳模型的制备，观察可待因的镇咳作用。

【原理】

咳嗽反射开始有吸气动作，接着紧闭声门，并发生强烈呼气，提高胸内压（可出现正压），气道可受压缩而变窄，肺内压也大大升高，然后声门突然开启，由于压力差，肺泡与呼吸道内气体以极高速度咳出体外，形成咳嗽动作。

氨水引咳法原理：刺激性气体吸入呼吸道内，刺激呼吸道上皮下的感受器，可引起咳嗽。

【材料】

1. 器材　YLS-8A多功能诱咳引喘仪，秒表。

2. 药品　0.3%磷酸可待因，氨水。

3. 动物 小鼠，体重 18~22g，雌雄各半。

【方法】

小鼠，雌雄各半，禁食不禁水 12 小时，放入 YLS-8A 多功能诱咳引喘仪，打开雾化吸入装置，使氨水刺激小鼠引起咳嗽，以动物腹肌强烈收缩，同时张嘴呼气为准。以 1 分钟内咳嗽次数大于或等于 3 次判定为引咳初筛合格。

取上述引咳初筛合格的小鼠 8 只，随机分为对照组和给药组，4 只/组，雌雄各半。对照组灌胃给予蒸馏水，给药组按 0.2ml/10g 灌胃给予 0.3% 磷酸可待因。末次给药后半小时，依照上法以氨水刺激小鼠引发咳嗽。观察并记录各组小鼠引咳潜伏期（从喷雾出现至发生咳嗽的时间），以及小鼠 3 分钟内咳嗽次数，3 分钟内不咳者潜伏期以 3 分钟计，统计分析结果。

【结果】

按表 8-4 记录实验结果。

表 8-4 磷酸可待因对小鼠咳嗽的作用

组别	体重（g）	药物/剂量	引咳潜伏期	3min 内咳嗽次数
对照组				
1				
2				
3				
4				
阳性药组				
1				
2				
3				
4				

【注意】

1. 咳嗽潜伏期是指喷雾氨水开始至发生咳嗽所需的秒数。

2. 小鼠咳嗽表现为腹肌收缩（缩胸），同时张大嘴为准，有时可有咳声，观察必须细致。

3. 本实验对环境要求严格，特别注意安静。

4. 小鼠氨水引咳法操作简单，被广泛采用。虽以化学刺激能诱发咳嗽，但是对小鼠喷嚏和咳嗽的动作很难区别，变异较大，特别是反复咳嗽时变异更大。

【思考题】

镇咳药物的特点是什么？举例说明。

实验五 药物对大鼠胃液分泌的影响

【目的】

观察西咪替丁对胃液分泌量及胃蛋白酶活性的影响。

【原理】

胃液分泌的异常是引起消化性溃疡、胃炎和食欲不振的主要因素。消化器官分泌实验主要通过插管或造瘘等方法收集胃液、肠液、胰液及胆汁，然后对上述消化液进行分析。胃酸测定可用酸碱滴定法或酸度计法，胃蛋白酶测定可用凝乳法、麦特（Mett）毛细玻管法、hmon–Mimhy 改良法等。

在抗消化性溃疡药物作用机制的研究及评价抑制胃酸分泌药时，常进行胃液分泌的测定。本实验通过收集胃液，并以 pH 仪测定胃酸的方法了解组胺增强胃液分泌及 H_2 受体阻断药西咪替丁抑制胃液分泌的作用。利用胃蛋白酶分解血红蛋白生成酪氨酸，再用酚试剂的显色反应测定酪氨酸含量，从而间接计算胃蛋白酶活性。

【材料】

1. 器材 pH 仪，手术器械，试管，鼠板，注射器。

2. 药品 2% 组胺，西咪替丁注射液，0.9% 生理盐水，10% 水合氯醛，0.01mol/L NaOH 溶液，0.2mol/L 及 0.3mol/L 盐酸溶液，牛血红蛋白，0.1g/dl 硫柳汞溶液，5g/dl 三氯醋酸溶液，0.5mol/L Na_2CO_3 溶液，福林–酚试剂（Folin–phenot reagent），血红蛋白基质液，L–酪氨酸。

3. 动物 大鼠，体重 200～250g。

【方法】

取禁食 24 小时大鼠随机分成给药组和对照组，每组 10 只，称重，编号，分别腹腔注射西咪替丁（30mg/kg）或生理盐水，0.5ml/100g 给药，然后用 10% 水合氯醛（0.3ml/100g，ip）麻醉，打开腹腔，从十二指肠向胃内插入导管并固定（图 8–2）。用注射器由导管向胃内注入 3ml 生理盐水冲洗胃内容物，抽出冲洗液，弃去，如此反复冲洗 3 次。再用注射器由导管向胃内注入 3ml 生理盐水，保留于胃内，皮下注射组胺（20mg/kg），30 分钟后抽出胃内溶液，用 pH 仪分别测定 30 分钟、60 分钟、90 分钟时的胃液总酸度。

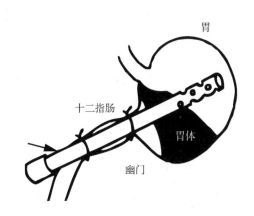

图 8–2 插胃导管示意图

胃蛋白酶活性测定：采用改良安宋（Anson）法。先将待测的胃液用 0.04mol/L 的盐酸溶液稀释 50 倍，再按表 8–5 步骤操作。

表 8–5 胃蛋白酶活性测定加样顺序

试剂	测定管（ml）	对照管（ml）
37℃ 稀释胃液	0.5	0.5
37℃ 血红蛋白基质液	2.0	
混匀后于 37℃ 水浴 10min		
5% 三氯醋酸	5.0	5.0
振荡混匀，室温放置 30min		
37℃ 血红蛋白基质液	—	2.0
震荡摇匀		
上清液		
Na_2CO_3 酚试剂		
迅速混匀，室温放置 60min		

各管用 721–分光光度计在 640nm 波长比色，蒸馏水校正零，读取光密度，查 L–酪氨酸标准曲线（将 L–酪氨酸用 0.2mol/L 盐酸溶液稀释成不同浓度，加 Na_2CO_3 及酚试剂呈显色反应后比色绘制），

按下列公式计算胃蛋白酶活性。

胃蛋白酶活性〔μg 酪氨酸／（ml 胃液·min）〕=（测定管查标准曲线读数 - 对照管查标准曲线读数）×75

【结果】

按表 8 - 6 记录实验结果。

表 8 - 6　西咪替丁对大鼠胃酸分泌的影响（$\bar{x} \pm s$）

指标	30min		60min		90min	
	生理盐水	西咪替丁	生理盐水	西咪替丁	生理盐水	西咪替丁
总酸度						
胃蛋白酶活性						

【注意】

1. 收取胃液的导管不要紧贴胃壁以免影响胃液的收集。

2. 每次抽取胃液后立刻注入 2ml 的生理盐水以保证下次胃液的收集。

3. 光密度若读数在 0.5 以上时，可将测定管加温时间缩短为 5 分钟 所得结果乘以 2。

4. 实验中所用蛋白底物也可用牛血清白蛋白或酪蛋白。

【思考题】

抑制胃酸或胃蛋白酶分泌的药物有哪些？作用机制分别是什么？

实验六　药物对大鼠胃黏膜的保护作用

【目的】

观察药物对乙醇所致急性胃黏膜损伤程度，了解药物对胃黏膜的保护作用。

【原理】

抗溃疡实验是建立在实验性溃疡模型的基础上，观察药物对胃黏膜损伤的保护作用。实验性溃疡的方法分为急性溃疡模型与慢性溃疡模型两大类。急性溃疡模型有幽门结扎性溃疡、应激性溃疡（水浸、寒冷、失血性休克）、药物诱发性溃疡（非甾体类抗炎药、组胺、利血平等）、黏膜坏死物质性溃疡（100%乙醇、0.6mol/L HCl、25% NaCl）等。慢性溃疡模型有醋酸烧灼性溃疡、热烧灼性溃疡等，使用动物多为大鼠。同时还可测定胃组织中相关活性物质的含量，如前列腺素、氨基己糖、cAMP、5 - 羟色胺、组胺等物质和胃黏膜血液量等指标，对药物作用机制进行研究。

乙醇可通过减少胃黏膜中前列腺素、氨基己糖含量、降低胃黏膜血流量，减少胃黏膜跨膜电位差、破坏主细胞减少黏液分泌、引起胃黏膜微循环障碍等，从而破坏胃黏膜屏障的完整性导致溃疡。

【材料】

1. 器材　大鼠固定板，大鼠灌胃器，注射器，手术器械，直尺。

2. 药品　次枸橼酸铋钾，无水乙醇，1%福尔马林溶液，生理盐水。

3. 动物　大鼠，体重 200～250g。

【方法】

取大鼠，禁食不禁水 24 小时后随机分为对照组和给药组，每组 10 只，称重，编号。分别灌服蒸馏水及次枸橼酸铋钾 100mg/kg，1 小时后每只大鼠灌服无水乙醇（1ml/100g），1 小时后处死动物，取胃，结扎贲门，由幽门注入 1% 的福尔马林溶液 10ml，结扎幽门，再将胃浸泡于 1% 福尔马林溶液中 10 分钟，以固定胃内外层。沿胃大弯剪开胃，用自来水轻轻冲洗胃内容物，将胃平展在玻璃板上，用棉球轻轻拭去附挂于胃黏膜上的血丝，观察胃黏膜损伤程度，根据损伤程度可见黏膜充血、水肿、纵行深褐色条索状溃疡。将每只大鼠所有损伤长度的总和作为该大鼠的溃疡指数。也可用打分的半定量方式表示溃疡指数：瘀血点为 1 分，线状血痕长度小于 1mm 者为 2 分，1～2mm 者为 3 分，3～4mm 者为 4 分，大于 5mm 者为 5 分，全胃分数的总和为该鼠的溃疡指数，以下列公式计算溃疡抑制百分率。

$$溃疡抑制百分率(\%) = \frac{对照组溃疡指数 - 给药组溃疡指数}{对照组溃疡指数} \times 100\%$$

实验结束后合并全班数据统计进行统计法学处理。

【结果】

按表 8 – 7 记录实验结果。

表 8 – 7　药物对大鼠乙醇型黏膜损伤的影响（$\bar{x} \pm s$）

组别	剂量（g/kg）	动物数（n）	溃疡指数	溃疡抑制率（%）	溃疡发生率（%）
对照组					
次枸橼酸铋钾					

【注意】

1. 胃黏膜损伤程度与乙醇浓度及灌服时间有关。

2. 注意给药时间和处死时间准确。

【思考题】

胃黏膜屏障保护药有哪些？

实验七　药物对小鼠胃排空的作用

【目的】

学习动物胃肠动力实验方法，观察多潘立酮的药理作用。

【原理】

食物由胃排入十二指肠的过程称为胃排空。胃排空主要由外周多巴胺受体调节，多巴胺受体调节阻滞剂多潘立酮能激动胃肠壁的多巴胺受体，增强胃蠕动，促进胃排空。

【材料】

1. **器材**　紫外分光光度计，灌胃器，注射器，电子秤，眼科剪。

2. **药品**　吗丁啉（多潘立酮）：10mg/片，蒸馏水，0.1g/ml 甲基橙溶液。

3. **动物**　昆明小鼠 6 只，体重 18～22g，雌雄各半。

【方法】

取小鼠 6 只，称重、编号，将小鼠随机分成甲组和乙组，甲组灌胃给予吗丁啉 1.4mg/kg，乙组灌胃给予等量蒸馏水，每日 1 次，连续给药 3 天，末次给药前禁食不禁水 12 小时，给药或给生理盐水 30 分钟后，每只小鼠分别灌胃给予 0.2ml 的 0.1% 甲基橙溶液。20 分钟后脱白处死小鼠，迅速剖开腹腔，用丝线结扎小鼠幽门、贲门，取出胃置于小烧杯中，放入适量蒸馏水，剪开胃，将胃内容物充分洗于蒸馏水中，倒入刻度离心管后，用水补足 10ml，以 2×10^3 r/min 离心 10 分钟。取上清液，在 420nm 处测定吸光度，即为胃中甲基橙的光密度。取 0.2ml 0.1% 甲基橙加入 10ml 蒸馏水中，摇匀后测定吸光度，作为基数甲基橙吸光度。按"胃中甲基橙的吸光度/基数甲基橙的吸光度 × 100%"计算甲基橙在胃内的残留率。

【结果】

按表 8-8 记录实验结果。

表 8-8 多潘立酮对胃排空的促进作用

编号	体重（g）	药物/剂量	甲基橙的胃残留率（%）
1			
2			
3			
4			
5			
6			

【注意】

1. 实验前小鼠应禁食，一般为 12 小时，使小鼠胃内无内容物。

2. 从腹腔剖取胃前用丝线结扎幽门和贲门，防止胃内容物的外漏，影响实验的准确性。

3. 药物对胃运动的作用，常以在体动物胃排空功能来衡量。也有采用称取胃全重和胃净重计算胃内容物的重量差异来评价药物对胃排空功能的影响。

【思考题】

影响胃排空的因素有哪些?

◈ 实验八 药物的抗凝血作用

【目的】

学习体外快速简单筛选药物抗凝作用的方法，观察肝素钠体外抗凝作用。

【原理】

药物的抗凝血作用，教学常以毛细玻管法和载玻片法观察凝血时间长短来衡量，也有采用试管法测定凝血时间的。科研多采用凝血分析仪测定凝血酶原时间（PT）、活化部分凝血活酶时间（APTT）、凝血酶时间（TT）、纤维蛋白原（FIB）。

凝血时间是指从血液流出体外时起至凝固时止所需的时间，当血液接触毛细玻管或玻片后，外源性凝血系统启动，在一定时间，玻管折断处或玻片表面会出现丝状物。肝素在体内外均有强大的抗凝作用，可延长凝血时间。故选择肝素钠和生理盐水对照，毛细玻管法和载玻片法用来评价药物的抗凝血作用。

【材料】

1. 器材 鼠笼，小动物电子秤（或天平），注射器，小鼠灌胃器，秒表，毛细玻管，针头，棉球。

2. 药品 12500U 肝素钠溶液，生理盐水。

3. **动物**　小鼠，体重 18~22g，雌雄各半。

【方法】

取小鼠 8 只，随机均分为 2 组，称量、记录体重，编号。甲组（肝素钠组）于实验前以 2ml：12500U 肝素钠溶液 0.2ml/10g 腹腔注射。乙组（生理盐水组）以等容积的生理盐水注射。20 分钟后，测定凝血时间。

1. 毛细玻管法　左手固定小鼠，右手持毛细玻管，刺入小鼠眼内眦部，使血液注满玻管后迅速拔出，并启动秒表。开始自毛细管有刻度一端轻轻折下一小段（0.5~1.0cm），并注意观察折断处有无丝状物出现，以后每隔 20 秒折断玻管一次，直至折断处有丝状物出现时，记录当时所用时间，即为小鼠的毛细玻管法凝血时间，正常值一般为 2~7 分钟。

2. 玻片法　左手固定小鼠，右手持眼科弯头镊子摘除一侧眼球，迅速将血滴于清洁干燥的玻片上，同时启动秒表。以后每隔 10 秒用干燥的针头挑动血滴一次，直至针头能挑出纤维蛋白丝为止，记录当时所用时间，即为玻片法凝血时间。

【结果】

按表 8-9 记录实验结果。

表 8-9　药物对小鼠凝血时间的影响

药物	鼠号	体重	凝血时间（s）	
			毛细玻管法	玻片法
肝素钠	1			
	2			
	3			
	4			
生理盐水	1			
	2			
	3			
	4			

【注意】

1. 凝血时间可受室温影响，温度过低时凝血时间缩短。本实验最好在 15℃ 左右。

2. 每次针挑血滴时不应从各个方向多次挑动，以免影响纤维蛋白形成。

3. 毛细玻管采血后不宜长时间拿在手中，以免体温影响凝血时间。

【思考题】

肝素钠对血凝时间有何影响？其作用机制如何？临床上有哪些用途。

第九章　免疫系统药理实验

免疫药理学是药理学的一个重要分支学科，是研究利用药物或免疫效应物以调节免疫应答的学科，为某些疾病的药物治疗和诊断提供理论基础。就免疫药理学实验方法而言，基本以药物和免疫学实验方法为研究手段，观察药物对免疫应答诸环节的影响，从而阐明药物对机体免疫功能的影响与作用机制。

免疫药理学研究方法有体外、体内两方面试验，体外实验可发现药物对免疫应答某一特定环节如 T 细胞增殖、细胞因子产生等的具体影响，体内试验则可探讨药物对胸腺依赖性抗原或胸腺非依赖性抗原介导的免疫应答、正常的体液免疫和细胞免疫功能、同种异体移植排斥反应、异常免疫应答如超敏反应和自身免疫病以及初次或再次免疫应答等的影响。

T 淋巴细胞是介导机体细胞免疫的重要细胞，T 淋巴细胞功能测定包括 T 淋巴细胞表面标志的检测（E 玫瑰花环实验、免疫荧光实验）、T 淋巴细胞亚群测定（小鼠胸腺细胞亚群测定实验、荧光标记 T 细胞亚群实验、效应细胞亚群 Th1/Th2 测定）、T 淋巴细胞增殖转化实验、细胞毒 T 细胞（CTL）杀伤功能测定以及迟发型超敏反应（DTH）实验。B 淋巴细胞介导体液免疫，能反映该免疫细胞功能的实验包括体外溶血空斑实验、血清溶血素抗体测定实验、B 淋巴细胞增殖转化实验以及免疫球蛋白（Ig）及其亚型定量测定实验。此外，还包括其他免疫功能细胞的测定方法，如 NK 细胞活性检测、ADCC 细胞活性测定、巨噬细胞活性检测、中性白细胞检测等。以及免疫细胞因子（IL－1、IL－2、IFN）、血清补体水平、溶菌酶活性剂与免疫器官（胸腺、脾脏）重量测定等方法。

本章主要介绍可反映药物对机体非特异性免疫功能影响的单核－巨噬细胞吞噬功能测定实验，对机体体液免疫影响的血清溶血素抗体水平测定实验。

⊗ 实验一　药物对单核－巨噬细胞吞噬功能的影响（炭粒廓清法）

【目的】

观察糖皮质激素对小鼠单核－巨噬细胞吞噬功能的影响。

【原理】

吞噬实验常作为药物对机体非特异性免疫功能影响的重要指标。炭末为一种异物，静脉注入小鼠血液循环后，可迅速被定居在肝、脾内的单核－巨噬细胞吞噬。将惰性炭末颗粒定量，从静脉注射起计时，间隔一定时间取静脉血，测定血中炭粒浓度，根据血流中炭粒被清除的速度，可以表明单核－巨噬细胞的吞噬功能。吞噬指数 K 是反映单核巨噬细胞对所注入血中的炭粒的吞噬廓清能力和速度。由于单核－吞噬细胞系统的激活包括巨噬细胞的增殖及功能活跃两个方面，吞噬系数 α 是排除了增殖因素，即肝脾重量对 K 值的影响而计算的单核－吞噬细胞系统吞噬功能。

【材料】

1. 器材　分光光度计，1ml 注射器，200μl 微量移液器，电子天平，离心机，毛细玻管，眼科镊，手术剪等。

2. 药品　2.5% 氢化可的松溶液，生理盐水，炭末溶液（稀释后印度墨汁或 1.6% 胶体碳溶液），

0.1%碳酸钠溶液，肝素。

3. 动物 小鼠8只，体重18~22g，雌雄各半。

【方法】

1. 取健康小鼠8只，称重、标记、随机分为空白对照组和药物组。药物组腹腔注射2.5%氢化可的松0.2ml/10g（体重），空白对照组注射等体积生理盐水，记录给药时间。

2. 30分钟后给小鼠尾静脉注射50g/L炭末溶液，按照0.1ml/10g计算注射量，记录时间。

3. 注射炭末溶液后2分钟（t_1）和15分钟（t_2）分别用毛细玻管（需事先经肝素溶液湿润）从小鼠眼眶静脉丛采血20μl，立即将血置于含有2ml的1%碳酸钠的离心管中摇匀。离心10分钟，转速1000r/min，将上清液用微量移液器吸至比色杯中，在分光光度计650nm波长处比色，记录OD值。

4. 采血后采用颈椎脱臼法处死小鼠，取肝、脾，用滤纸吸干后称重，按下列公式计算吞噬指数K。

在一定范围内，炭粒的清除速率与其剂量呈指数函数关系，即吞噬速率与血浆炭粒浓度的对数成正比，而与已吞噬的炭量成反比，即：

$$K = \lg(OD_1 - OD_2)/(t_2 - t_1)$$

式中，OD_1、OD_2为前后两次采血样的光密度值，$t_2 - t_1$为两次采血样的时间差。

K值的大小除与吞噬细胞的吞噬活性有关外，还与小鼠肝、脾重量有关。因此，K值需经下列公式校正：

$$\alpha = K^{1/3} \times W/WL.S$$

式中，α为校正后的吞噬指数，即吞噬系数，W为小鼠体重，$WL.S$为肝+脾重量。

将全班结果收集后进行统计学处理，比较药物组和正常对照组的差异。

【结果】

按表9-1记录实验结果。

表9-1 药物对单核-巨噬细胞吞噬功能的影响（$\bar{x} \pm s$）

组别	剂量	动物数	OD_1 2min	OD_2 15min	肝重	脾重	吞噬指数（K）	吞噬系数（α）
空白对照								
氢化可的松								

【注意】

1. 注入炭粒的浓度应适宜。印度墨汁用生理盐水稀释4~8倍。

2. 在尾静脉注射前，可先将小鼠尾巴用45~50℃温水浸泡或用灯泡照数分钟或75%乙醇擦拭，使局部血管扩张，便于注射。注射器抽取炭末溶液后应将气泡排尽。

3. 采血速度要快，以防凝血。若发生凝血，应重新采血并记录时间，按实际时间间隔进行计算。采血时动作要温和，避免挤压损伤内脏器官。

4. 吞噬指数、吞噬系数变大提示动物单核-巨噬细胞吞噬能力增强。若动物肝、脾的重量差异不大，可只计算K值。

【思考题】

1. 实验中影响动物单核-巨噬细胞吞噬能力测定的因素有哪些？

2. 氢化可的松单次给予能显著抑制小鼠单核-巨噬细胞吞噬功能吗？

◎ 实验二　药物对血清溶血素抗体水平的影响

【目的】

通过血清溶血素抗体水平的改变评价药物对机体体液免疫能力的影响。

【原理】

鸡红细胞对鼠类是一种较强的抗原性异物，当其被注入小鼠腹腔后其淋巴细胞便产生抗鸡红细胞抗体溶血素，并释放至外周血。这种抗体在体外与鸡红细胞一起温育，在补体参与下，可以产生溶血现象：红细胞破坏，释放出血红蛋白，使溶液呈红色。颜色的深浅则反映了发生溶血红细胞数量的多少，而红细胞的溶血与血清中抗体含量呈正相关。因此，通过测定光密度值来代表血清溶血素抗体水平，用于反映药物对机体免疫能力的影响。

【材料】

1. 器材　分光光度计，1ml 注射器，200μl 微量移液器，电子天平，离心机，恒温箱，毛细玻管，眼科镊，手术剪等。

2. 药品　2.5% 醋酸波尼松溶液，生理盐水。

3. 动物　小鼠 8 只，体重 18～22g，雌雄各半。

【方法】

1. 取健康小鼠 8 只，称重、标记、随机分为正常对照组及药物组。2 组小鼠均腹腔注射 5% 鸡红细胞混悬液 0.2ml 进行免疫。次日开始灌胃给药，正常对照组按照 0.2ml/10g 灌胃给予生理盐水，药物组按照 0.2ml/10g 灌胃给予 0.25% 醋酸泼尼松溶液。连续给药 7 日。

2. 末次给药后 30 分钟，小鼠摘取眼球取血，3000r/min 离心 5 分钟，收集上清。

3. 小鼠血清用生理盐水稀释 100 倍，取稀释血清 1ml 与 5% 鸡红细胞悬液 0.5ml 和 10% 补体（豚鼠血清）0.5ml 混合，在 37℃ 恒温箱中保温 30 分钟后，置 0℃ 冰箱 30 分钟中止反应。再次离心，取上清液，于分光光度计 540nm 处比色，测溶血素光密度值（OD）。收集全班数据比较药物组和正常对照组的差异。

【结果】

按表 9-2 记录实验结果。小鼠血清溶血素抗体水平是一项机体非特异性免疫功能的主要指标，测定上清液溶血素光密度值，则可间接判断血清中抗体形成的数量。光密度值越大，则说明机体抗体产生量越多，反之亦然。

表 9-2　药物对血清溶血素抗体水平的影响（$\bar{x} \pm s$）

组别	剂量	动物数	血清溶血素（OD）
空白对照			
醋酸泼尼松			

【注意】

1. 取正常对照组小鼠血清作为比色时调零。

2. 5% 鸡红细胞悬液需在无菌操作下进行制备或购买商品液。放置时间不宜过久。

3. 小鼠血清的稀释以及吸取量应确保准确。

【思考题】

醋酸泼尼松对机体免疫功能的影响机制是什么？

附：5%鸡红细胞悬液制备方法

在无菌条件下，从鸡翼下静脉或心脏取血。按1:5比例将鸡血保存于Alsever保养液中，放4℃冰箱储存备用（可用1个月）。临用前将鸡红细胞用生理盐水洗涤3次，前2次洗涤按照1500r/min离心5分钟，弃上清，最后1次按照2000r/min离心5分钟，连续离心2次，收集红细胞。最后用生理盐水将红细胞配制为5%悬液，储存备用。

第十章 抗炎实验

炎症，包括以血管通透性为主要改变的急性炎症和以肉芽组织增生为指标的亚急性炎症、免疫性炎症，如类风湿关节炎、骨关节炎、过敏性哮喘等。目前已建立了多种反映炎症病变的动物模型，但因炎症过程极为复杂，且动物模型与人体实际情况不完全相同，在评价药物抗炎作用时，需采用多种类型模型进行实验观察而获得准确结果。

多种刺激因子，如感染因子、缺血、抗原－抗体反应、化学刺激、热或机械损伤等均能诱发炎症。常用抗炎实验方法依据致炎物质性质的不同分为两大类。①非特异性炎症模型：采用的致炎物质有异物蛋白（如鸡蛋清）、颗粒性异物（如酵母、角叉菜胶、高岭土、棉球等）以及某些化学物质（如二甲苯、甲醛、松节油等）。其中角叉菜胶是目前最为常用的致炎物质。②免疫性炎症模型：包括细胞介导的超敏反应性炎症（如大、小鼠PCA实验）和免疫复合物介导的炎症模型（如大鼠佐剂性关节炎）。

观察药物对急性炎症的影响，一般采用小鼠耳部炎症模型（可用巴豆油、二甲苯、花生四烯酸等致炎）、大鼠角叉菜胶性足跖肿胀模型以及大鼠腹腔白细胞游走实验。观察药物对亚急性和慢性炎症的影响，可采用大鼠佐剂性关节炎模型、大鼠或小鼠棉球肉芽肿实验。观察药物对过敏性炎症的影响，可选用大鼠同种被动皮肤过敏试验（PCA）、大鼠腹腔肥大细胞脱颗粒反应实验。此外，可通过测定炎症介质（PGs、LTs、PAF、TNF－α、IL－6等）水平反映药物的抗炎机制。目前尚不能明确性别对炎症模型的影响，但药理剂量的雌激素有抗炎和免疫抑制作用，故一般选用雄性动物。

本章主要介绍反映药物抗炎性渗出肿胀、毛细血管通透性增高、增生的非特异性炎症模型。

≫ 实验一 药物对二甲苯致小鼠耳廓肿胀的影响

【目的】

熟悉化学药物（二甲苯）致小鼠耳廓炎症性肿胀模型的实验方法。观察糖皮质激素的抗炎作用。

【原理】

化学刺激物（二甲苯）对皮肤黏膜具有刺激作用，涂布小鼠耳廓有明显的致炎作用，可使毛细血管扩张、渗出增加，出现局部肿胀，耳片重量改变。比较给予药物后小鼠耳廓肿胀程度的变化，来评价药物的抗炎作用。

【材料】

1. **器材** 分析天平，打孔器，手术剪，1ml注射器，移液器，苦味酸。
2. **药品** 0.1%地塞米松，二甲苯（分析纯），生理盐水。
3. **动物** 雄性小鼠6只，体重18～22g。

【方法】

1. 取活动度相近的雄性小鼠6只，称量、标记，随机分为2组。
2. 一组腹腔注射0.1%地塞米松0.1ml/10g，另一组（对照组）腹腔注射生理盐水0.1ml/10g。
3. 给药30分钟后，采用移液器将0.05ml二甲苯均匀涂抹每只鼠的右耳内外两面（左耳不涂，作为对照）。

4. 涂抹 30 分钟后，小鼠颈椎脱臼处死，分别用打孔器取相同部位左右耳片，电子天平称重。

5. 计算肿胀度或肿胀率。

$$肿胀度 = 右耳重量 - 左耳重量$$

$$肿胀率 = （右耳重量 - 左耳重量）÷左耳重量 \times 100\%$$

【结果】

按表 10 - 1 记录实验结果。

表 10 - 1　地塞米松对小鼠耳片肿胀程度的影响

组别	鼠号	体重 （g）	药物剂量	耳片重量		肿胀度 肿胀率	各组肿胀率平均值
				右	左		
生理盐水	1						
	2						
	3						
地塞米松	1						
	2						
	3						

【注意】

1. 小鼠耳廓滴加二甲苯时，正反面均匀涂抹，避免滴入耳郭内。

2. 小鼠左右耳摘取耳片位置应统一于耳廓中间部位。

3. 糖皮质激素具有抗炎作用。注意选用雄性小鼠，避免雌性激素对实验结果的影响。

【思考题】

1. 本实验结果的主要影响因素有哪些？

2. 试述氢化可的松的抗炎机制。

⊙ 实验二　药物对大鼠炎性足肿胀的影响

【目的】

熟悉致炎物质致大鼠后肢足跖炎症性肿胀模型的实验方法。观察糖皮质激素的抗炎作用。

【原理】

新鲜蛋清为异物蛋白，其作为致炎物质被注入大鼠后肢足跖部后，可引起局部血管扩张，通透性增强，组织水肿等炎症反应，最后致足跖体积变大。

糖皮质激素通过抑制炎症产生的多个环节，减轻致炎物质的炎症反应，能够缓解大鼠后肢足跖炎症性肿胀。

【材料】

1. **器材**　大鼠固定器，1ml 注射器，PV - 200 足趾容积测量仪，油性深色记号笔，苦味酸。

2. **药品**　10% 鲜蛋清液，0.5% 氢化可的松溶液，生理盐水。

3. **动物**　雄性大鼠 2 只，体重 180 ~ 200g。

【方法】

1. 取大鼠 2 只，称重，做好标记。一只大鼠腹腔注射生理盐水 0.3ml/100g，另一只腹腔注射 0.5% 氢化可的松溶液 0.3ml/100g。

2. 在鼠足外踝关节突起处用记号笔画线作为测量标线，将鼠足缓缓放入测量筒内，当水平面与鼠足上的测量标线重叠时，踏动脚踏开关，记录足跖容积。

3. 在注射药物 30 分钟后，从右后足掌心向踝关节方向皮下注射 10% 新鲜蛋清液 0.1ml 致炎。

4. 在注射致炎物后的 15 分钟、30 分钟、45 分钟分别测量足跖容积。

5. 计算足跖肿胀度及肿胀率。

$$肿胀度 = 致炎后的足跖容积 - 致炎前足跖容积$$

$$肿胀率 = （致炎后的足跖容积 - 致炎前足跖容积）÷致炎前足跖容积×100\%$$

【结果】

按表 10 - 2 记录实验结果。

表 10 - 2　氢化可的松对大鼠足跖肿胀的影响

鼠号	体重 (g)	药物药量 (ml)	正常右后足跖容积	致炎后足跖肿胀度			致炎后足跖肿胀率 （%）		
				15min	30min	45min	15min	30min	45min
1									
2									

【注意】

1. 抗炎实验中动物性别的选择：雄性。

2. 测定大鼠足跖体积时，选定统一测量位置（大鼠足外踝关节突起）。

3. 10% 新鲜鸡蛋清溶液需在临用前配制。

4. 测量时，应固定 1 人完成所有测量任务。

5. 注射致炎剂时注意药液勿外漏，会影响致炎效果。

【评价】

体重 120 ~ 150g 的雄性大鼠对致炎剂最敏感，肿胀度高，差异性小。

【思考题】

1. 本实验结果的主要影响因素有哪些？

2. 除蛋清外，还有哪些致炎剂可引起大鼠足跖部炎性肿胀？

◇ 实验三　药物对小鼠腹腔毛细血管通透性的影响

【目的】

熟悉毛细血管通透性增加炎症模型的造模方法，观察氢化可的松对小鼠腹腔毛细血管通透性的影响。

【原理】

小鼠腹腔注射稀释冰醋酸溶液，在 H^+ 刺激下引起炎症反应，致使腹腔内毛细血管通透性增加，血液内液体成分从血管内向腹腔渗出，当静脉注射给予特殊染料可随体液成分渗入腹腔，测定腹腔内的染料量（*OD* 值），即可代表炎性渗出的多少，反映毛细血管通透性的变化，评价药物的抗炎作用。

氢化可的松能够拮抗冰醋酸所致的小鼠腹腔毛细血管通透性增高，降低 *OD* 值。

【材料】

1. 器材　721 分光光度计，离心机，注射器，试管，离心管，解剖剪，平镊，眼科镊。

2. 药品　0.5% 氢化可的松溶液，0.5% 伊文蓝，0.6% 冰醋酸，生理盐水。

3. 动物　成年健康小鼠 18 只，体重 18~22g，雄性。

【方法】

1. 取成年健康小鼠 18 只，称量、标记，随机分为 2 组：对照组和药物组。

2. 对照组和药物组小鼠分别皮下注射 生理盐水和 0.5% 氢化可的松溶液 0.5ml/只。

3. 各组末次给药 0.5 小时后，尾静脉注射 0.5% 伊文蓝溶液 0.1ml/10g，继而立即腹腔注射 0.6% 冰醋酸溶液 0.2ml/只致炎。

4. 致炎 0.5 小时后脱颈椎处死小鼠，剖腹，用 4.0ml 生理盐水反复冲洗腹腔，冲洗液稀释至 5.0ml，于 3000r/min 离心 5 分钟。取上清液于分光光度计 590nm 处测定光密度（*OD* 值），并以对照组小鼠染料的渗出量为 100% 计算给药组小鼠腹腔渗出量的抑制率。以 *OD* 值高低、抑制率反映药物的抗炎作用。

$$抑制率 = （对照组渗出量 - 用药组渗出量）/对照组渗出量 \times 100\%$$

【结果】

按表 10 - 4 记录实验结果。

表 10 - 4　氢化可的松对小鼠腹腔毛细血管通透性的影响

组别	剂量（ml/kg）	*n*	光密度 *A*	抑制率
1				
2				

【注意】

1. 染料注射量、冰醋酸注射量以及注射冰醋酸至处死时间必须严格控制。

2. 冲洗腹腔时应避免液体外溢。

3. 动物处死时，动作要轻柔，防止各种引起腹腔内出血的因素；如发生腹腔内出血，样本应弃去不用。

【思考题】

试述本实验原理，其结果的意义和影响因素。

第十一章 抗菌药物实验

本章介绍 3 个实验项目，分别是硫酸链霉素的毒性反应和钙的拮抗作用、药物的体外抗菌实验、药物的体内抗菌试验，其中硫酸链霉素的毒性反应和钙的拮抗作用分为小鼠实验法和豚鼠实验法。

◈ 实验一 链霉素的毒性反应和钙的拮抗作用（小鼠实验法）

【目的】

观察硫酸链霉素引起的急性中毒症状，了解其解救方法。

【原理】

链霉素为氨基糖苷类抗生素，其与血液中的钙离子络合，抑制了钙离子参与的 ACh 的释放，其急性毒性反应为神经 – 肌肉阻滞，出现四肢无力甚至呼吸抑制。钙剂能升高血液中钙离子浓度，使 ACh 释放增多，从而对抗链霉素的毒性反应。本实验以注射过量的链霉素使小鼠产生急性毒性，观察氯化钙对抗链霉素中毒小鼠的保护作用。

【材料】

1. 器材 电子秤，1ml 注射器 3 支，鼠笼，大烧杯。
2. 药品 7.5% 硫酸链霉素，5% 氯化钙溶液，生理盐水。
3. 动物 小鼠 6 只，18 ~ 22g，雌雄皆可。

【方法】

取性别相同、体重相近的小鼠 6 只，编号，标记，称重，观察并记录正常呼吸、肌张力、翻正反射情况，然后进行下列实验。

1 ~ 2 号鼠：腹腔注射生理盐水 0.1ml/10g，观察并记录呼吸、肌张力、翻正反射情况。

3 ~ 4 号鼠：腹腔注射 7.5% 硫酸链霉素溶液 0.1ml/10g，观察并记录呼吸、肌张力、翻正反射情况，待毒性症状明显后（四肢无力、呼吸困难、发绀等），立即腹腔注射生理盐水 0.1ml/10mg，观察并记录呼吸、肌张力、翻正反射情况。

5 ~ 6 号鼠：腹腔注射 7.5% 硫酸链霉素溶液 0.1ml/10g，观察并记录呼吸、肌张力、翻正反射情况，待毒性症状明显后（四肢无力、呼吸困难、发绀等），立即腹腔注射 5% 氯化钙溶液 0.1ml/10g，观察并记录呼吸、肌张力、翻正反射情况。

【结果】

按表 11 – 1 记录实验结果。

表 11 – 1 小鼠硫酸链霉素的中毒反应及解救

组别			呼吸（次/分）	四肢肌张力	翻正反射
鼠号	体重（g）	用药情况			
1 ~ 2		用药前			
		用生理盐水后			

续表

组别			呼吸（次/分）	四肢肌张力	翻正反射
鼠号	体重（g）	用药情况			
3~4		用药前			
		用链霉素后			
		用生理盐水后			
5~6		用药前			
		用链霉素后			
		用氯化钙后			

【注意】

1. 小鼠腹腔注射大剂量链霉素后，一般在给药后 10~15 分钟出现中毒反应，并逐渐加重，当出现明显中毒症状时应立即抢救，防止小鼠中毒死亡。

2. 捉拿小鼠时动作宜轻柔，避免过度刺激引起小鼠活动增多而影响实验结果。

3. 观察并及时记录各小鼠给药前后的呼吸、肌张力、翻正反射情况。

4. 观察呼吸时，记录次/分。

5. 观察肌张力时，将小鼠放在粗糙表面（如铁丝鼠笼表面），抓住鼠尾往后拖，根据阻力可将其分为正常、较弱、很弱、无力四级。

6. 观察翻正反射，可分为正常、增加、减少三级。

【思考题】

1. 链霉素的不良反应有哪些？钙盐可防治链霉素的哪些毒性反应？

2. 链霉素中毒应该选择哪些药物抢救？其机制是什么？

◈ 实验二　链霉素的毒性反应和钙的拮抗作用（豚鼠实验法）

【目的】

观察硫酸链霉素引起的急性中毒症状，了解其解救方法。

【原理】

链霉素急性中毒原理同实验一所述。本实验以注射过量的链霉素使豚鼠产生急性毒性，观察氯化钙对抗链霉素中毒豚鼠的保护作用。

【材料】

1. 器材　电子秤，1ml 注射器，5 号针头，剪刀，棉签，生理盐水。

2. 药品　300g/L 硫酸链霉素溶液（粉针剂，1g 加 3.3ml 溶解），50g/L 氯化钙溶液（或 100g/L 葡萄糖酸钙溶液），乙醇。

3. 动物　豚鼠 2 只，350g 左右，雌雄不限。

【方法】

取豚鼠 2 只，称重，编号，观察动物的呼吸、翻正反射及四肢肌张力情况。然后分别于一侧臀部肌内注射 300g/L 硫酸链霉素溶液 0.2ml/100g（600mg/kg），5 分钟后观察上述指标变化。待出现肌震颤或四肢瘫软后，其中一只于前肢（或后肢）腹腔注射 50g/L 氯化钙溶液 0.5ml/100g，另一只注射生理盐水，注射完毕后观察动物症状有何改变，与另一只豚鼠比较。

【结果】

按表 11 - 2 记录实验结果。

表 11 - 2 豚鼠硫酸链霉素的中毒反应及解救

组别			呼吸（次/分）	四肢肌张力	翻正反射
豚鼠	体重（kg）	用药情况			
1		用药前			
		用链霉素后			
		用生理盐水后			
2		用药前			
		用链霉素后			
		用氯化钙后			

【注意】

1. 豚鼠肌内注射大剂量链霉素后，一般在给药后 30～60 分钟出现中毒反应，并逐渐加重。

2. 氯化钙溶液应缓慢推注，避免发生高钙惊厥。

3. 观察并及时记录豚鼠给药前后的呼吸、肌张力、翻正反射情况。

4. 使用氯化钙抢救时也可采用静脉注射方式，于前肢或后肢静脉注射 50g/L 氯化钙溶液 0.16ml/100g。注射部位在前肢前臂或后肢小腿外侧，应先剪去被毛后以乙醇擦拭局部，再给动物肌内注射硫酸链霉素，以便中毒时能及时救治。

实验三 药物的体外抗菌实验

【目的】

通过本实验学习测定抗生素抑菌实验的一般方法（试管法及纸片法），掌握各类抗生素抗菌作用等方面的不同，熟悉抗菌药物的药理作用。

【原理】

观察抗菌药物的抗菌活性，有体外和体内试验两种方法。一般先进行体外实验，如发现药物有抑菌或杀菌作用，再进一步做体内试验观察。体外实验主要用以筛选抗菌药物或测试细菌对药物的敏感性。实验主要在盛有培养基的玻璃皿中进行，培养基可分为液体、半固体及固体等 3 种。国内常用于筛选抗菌药物的细菌和临床分离鉴定的有金黄色葡萄球菌、肠杆菌科细菌株及铜绿假单胞菌等，而链球菌、肺炎链球菌较少应用。

抗菌药物能够抑制培养基内细菌生长的最小浓度称最低抑菌浓度（MIC），而能杀灭细菌的最小浓度称最低杀菌浓度（MBC）。判定细菌对各种药物的敏感性或耐药性，临床上称为药物敏感性实验。实验方法如下：

1. 试管法（即稀释法） 将含有不同抗生素的培养基，依次分装在一系列容器里，并且于各个容器内加入对该抗生素有高度敏感性的实验菌，在一定的温度下经过一定时间培养，观察其 MIC。

2. 纸片法 为扩散法中的一种（可用塑料泡沫或牛津杯替代纸片），是微生物实验中灵敏度较高、广泛采用的一种方法。利用抗生素白纸片接种在有细菌的培养基内的扩散作用，有效药物可致纸片周围出现一圈不长菌的区域，称抑菌圈。抑菌圈越大，表示药物抑菌作用越强，MIC 值越小即此菌对该药敏感度越高。

【材料】

1. 器材　灭菌小试管（多个），试管架，吸管（0.5ml、2ml），灭菌小棉签，小镊子，圆形滤纸（直径为 6mm），培养皿，肉汤琼脂平板。

2. 药品　灭菌牛肉膏汤，金黄色葡萄球菌 209 - P 标准株，青霉素，链霉素，四环素，氯霉素，红霉素，碘酊。

【方法】

1. 试管法

（1）取灭菌小试管 10 只，按 1 ~ 10 编号，排列于试管架上。无菌操作，分别加入牛肉膏汤 0.5ml。用吸管吸取 40U/ml 的青霉素药液 0.5ml 放入第 1 管，并反复吸匀。从第 1 管吸出 0.5ml 放入第 2 管，吸匀后吸出 0.5ml 放入第 3 管，依此法逐管进行倍比稀释至第 9 管，第 10 管不加药液作为对照管。

（2）各试管加入 0.5ml 新鲜配制的稀释浓度为表 11 - 3 中所示的金黄色葡萄球菌 209 - P 菌液，放入孵箱内于 37℃ 孵育 24 小时后取出，观察细菌生长情况并将结果记录于表 11 - 3 中。细菌不生长的最小浓度为青霉素对金黄色葡萄球菌的 MIC。

2. 纸片法

（1）取预先制备好的琼脂平板 2 个。以灭菌小棉签蘸取金黄色葡萄球菌液（1ml 含 3 亿个细菌），注意不宜蘸取过多，以刚浸湿整个棉签为度，轻轻地从 4 个不同方向平行交叉画线，使菌液均匀涂布于整个琼脂平板表面，即制得 2 个金黄色葡萄球菌琼脂平板。盖上平板盖子后放置于培养箱内，于 37℃ 孵育 3 ~ 10 分钟备用。

（2）取 2000U/ml 的青霉素、2000μg/ml 的链霉素、四环素、氯霉素、红霉素、2.5% 的碘酊各 2ml 分装于试管中。用无菌小镊子取圆形滤纸 12 张（各药物纸片也可直接购买），每两张浸于同一种药液中，浸透后取出，沥去过多的药液。将 2 片含一种药液的滤纸分别放在两个已接种细菌的琼脂平板表面的不同区域（为了位置间隔准确，最好事先在皿底用标记笔做上记号），盖好皿盖。

（3）将培养皿放入孵箱内于 37℃ 孵育 24 小时，取出，观察纸片周围有无抑菌圈，将结果记录于表 11 - 4 中。测量抑菌圈的直径，并计算出各药抑菌圈直径的平均值。比较各药抑菌圈直径的平均值，即可比较出各药对金黄色葡萄球菌的体外抗菌作用。

【结果】

按表 11 - 3 及表 11 - 4 记录实验结果。

1. 试管法　孵育 24 小时后，观察细菌生长情况并将结果记录于表中，细菌不生长的最小浓度为青霉素对金黄色葡萄球菌的 MIC。

表 11 - 3　试管法结果记录

管号	1	2	3	4	5	6	7	8	9	10
稀释倍数	1	1/2	1/4	1/8	1/16	1/32	1/64	1/128	1/256	0
稀释浓度	10	5	2.5	1.25	0.625	0.313	0.16	0.08	0.04	—
有无混浊										

2. 纸片法　孵育 24 小时后，观察纸片周围有无抑菌圈，测量抑菌圈的直径，比较各药的抗菌效力。实验结果（是否敏感）判断标准：抑菌圈 < 10mm 表示不敏感（耐药）；10mm 表示轻度敏感；11 ~ 15mm 表示中度敏感；16 ~ 20mm 表示高度敏感。

表 11 - 4　纸片法结果记录

序号	药物	抑菌圈直径 （mm，第一张纸片）	抑菌圈直径 （mm，第二张纸片）	抑菌圈平均直径 （mm）	实验结果 （是否敏感）
1	青霉素				
2	链霉素				
3	四环素				
4	氯霉素				
5	红霉素				
6	碘酊				

【注意】

1. 牛肉膏汤液体培养基的制备。培养基组成：牛肉膏 0.3%，蛋白胨 1%，氯化钠 0.5%。

配制时先用加热的蒸馏水将上述 3 种物质溶解，再加蒸馏水至 100ml，然后用 20% 氢氧化钠调节 pH 至 6.9 ~ 7.0（适用于金黄色葡萄球菌等培养），用三角烧瓶包装好，以 15 ~ 20Pa 压力灭菌 20 分钟，即得。

2. 普通琼脂培养基平板的制备。在牛肉膏汤液体培养基中加入琼脂即成。琼脂的浓度为 14 ~ 15g/L（冬天）或 17 ~ 20g/L（夏天），用 20% 氢氧化钠调节 pH 至 6.9 ~ 7.0，用三角烧瓶包装好，以 15 ~ 20Pa 压力灭菌 20 分钟，趁热倒入预先灭菌的培养皿内，平放、冷却后即成。

3. 所用试管、吸管、棉签、镊子、纸片及各种药液配制均应无菌，并按照生物实验常规进行操作。测量抑菌圈时要仔细准确并及时做好记录。

4. 试管法。①稀释的准确性：每稀释一种浓度换一支吸管，相对使用一支吸管稀释较为准确。②加入菌液的浓度：菌液浓度大时，则最小抑菌浓度高，反之亦然。③菌龄：一般认为幼龄菌较敏感，所以多用细菌的 6 小时培养液。

5. 纸片法。①制作琼脂培养基过程中，液体倒入平板时，平板中琼脂培养基的厚薄需均匀一致，以免影响抑菌圈大小。琼脂板的厚度可影响抑菌圈的大小，一般为 2 ~ 3mm。②制备含菌平板时，应特别注意混入菌液时的温度不能太高，以免烧死细菌。菌液和培养基混合后应迅速摇匀，使均匀分布。③培养温度和时间以 37℃、18 小时最佳，要求温度均匀。培养时间过长可能影响抑菌圈的清晰度。④滤纸片蘸取药液时不要太多，以免在平板中流淌，影响抑菌圈形状和大小。⑤含药滤纸片在接触琼脂培养基后就不能再移动。

6. 实验用各药物纸片为临床检验常用，价廉、易购。

【思考题】

1. 怎样判断最后的结果是抑菌还是杀菌？抑菌浓度大还是杀菌浓度大？

2. 用试管法测定药物的最低抑菌浓度时，主要有哪些因素影响实验结果？

3. 比较青霉素、链霉素、四环素、氯霉素、红霉素在体外抑菌的强弱。

4. 体外筛选具有抗菌作用的药物能否直接应用于临床？为什么？

◈ 实验四　药物的体内抗菌试验

【目的】

了解细菌感染试验治疗方法的基本过程，观察青霉素的体内抗菌作用及 ED_{50} 的测定，观察宿主、细菌、药物三者相互作用，以加深对抗菌药物药理作用的认识。

【原理】

药物的体外抗菌实验只能说明药物对细菌的直接抑菌或杀菌作用。体外实验是在培养基上，即在相对静止条件下进行的，因此对于初步认为有抗菌作用的药物，还必须进行体内试验，这样可以观察宿主、细菌、药物三者相互作用的动态条件，并可观察某些药物通过机体生化代谢，其中间或最终产物的抑菌或杀菌作用。因此，某药是否有化疗效果，能否推荐试用于临床，尚需在较为完整的动物实验的基础上才能确定。体内试验结果与动物的种属、菌株的毒力、接种菌量和感染途径密切相关。

【材料】

1. 器材　注射器（1ml），小试管，试管架，MH（Muelkr‐Hintop）培养基，电子秤。

2. 药品　金黄色葡萄球菌液，5% 胃膜素悬液，青霉素 G 钠，2.5% 碘酊，70% 乙醇，5% 石炭酸溶液。

3. 动物　健康小鼠 80 只，体重 18～22g，雌雄各半（雌鼠须无孕），随机分组，每组动物至少 10 只。

【方法】

1. 菌液制备　将保存的金黄色葡萄球菌接种于 MH 培养基中，于 37℃ 培养 16～18 小时。用平皿表面计数法测定实验感染用的活菌数（如条件一致，则不必每次测定）。将上述菌液用生理盐水以 10 倍顺序稀释为 10^{-1}、10^{-2}、10^{-3}……不同浓度菌液 6 个，再取此不同浓度的菌液 1ml 加 5% 胃膜素悬液 9ml，即制成浓度为 10^{-2}、10^{-3}、10^{-4}……的菌悬液备用。

2. 预试验　将不同浓度的菌悬液分别腹腔注射于 3～5 只小鼠，每只 0.5ml，观察其死亡情况。正式实验时选用最小致死量，即选用感染后引起小鼠 80%～100% 死亡的菌液浓度进行感染。肺炎链球菌和链球菌的腹腔感染可不用胃膜素稀释，而是将在血清 MH 培养基中培养 16～18 小时的菌液腹腔注射 0.2～0.5ml，观察 24～48 小时动物死亡情况。

（1）感染菌量　感染前需先测出所试菌株的最小致死量（MLD），即能引起 80%～100% 动物死亡的菌液浓度作为感染菌量。

（2）感染途径　菌源液用 5% 胃膜素（或干酵母）稀释至所需浓度，经腹腔或尾静脉注射相当于 100% 致死量的菌液感染小鼠。

3. 试验治疗　取 18～22g 的小鼠 30 只，按性别体重随机分为 6 组，每组 5 只。用预试中选定并适当稀释的菌悬液，每鼠腹腔注射 0.1ml，以感染各组小鼠。第 1～5 组于感染的同时及感染后 6 小时肌内注射不同剂量青霉素，剂量分别为 20 万 U/kg、40 万 U/kg、9.8 万 U/kg、6.9 万 U/kg、4.8 万 U/kg（亦可实验前根据细菌敏感情况调整用量）。连续观察 7 天，记录各组小鼠死亡情况。计算半数有效量数（ED_{50}）及 95% 可信限。实验必须设不给药组（即第 6 组）与已知同类药物阳性对照组。

【结果】

按表 11‐5 记录试验结果。

表 11 – 5　试验结果记录

小鼠组别	菌悬液浓度	每鼠腹腔注射混悬液量（ml）	动物数（只）	肌内注射青霉素量（U/kg）	对数剂量 X	死亡动物数（只）	ED_{50} 和 95% 可信限
1		0.1	5	20 万			
2		0.1	5	40 万			
3		0.1	5	9.8 万			
4		0.1	5	6.9 万			
5		0.1	5	4.8 万			
6		0.1	5	—			

根据其半数致死量计算治疗指数，治疗指数 = LD_{50}/ED_{50}。

通常于感染接种后，计数各组小鼠死亡数，并与对照组比较作统计处理。如治疗组小鼠的死亡率显著小于对照组，即说明该药有效，可考虑重复试验或用其他动物验证。亦可以动物反应（死亡百分率）作纵坐标，以药物的对数剂量作横坐标绘制"量 – 效反应曲线"，即可求出该药的半数有效量（ED_{50}）。可根据下式计算其治疗指数。

$$治疗指数 = LD_{50}/ED_{50}$$

求得治疗指数后，即可对所试药物作大概的了解和估价。并可用以与其他抗菌药物作比较。治疗指数愈大，表示药物疗效的安全幅度愈大。

【注意】

1. 本试验须按照生物实验中处理感染动物常规进行，严防菌液污染，接种时注意菌液应充分摇匀，防止假阳性结果的出现。

2. 试验结束后，应将全部接种过菌液的动物处死后进行焚化或丢入置有 5% 石炭酸溶液的缸内，用肥皂洗手后用碘酊及乙醇擦手，以防传播疫病。

3. 预试验中，小鼠感染浓度的确定需准确无误，一般应重复 3 ~ 5 次，以防影响下步试验的进程和实验结果的判定。

4. 感染菌种：根据所试药物的抗菌作用特点选择不同菌株进行实验。常用致病菌有金黄色葡萄球菌、肺炎链球菌、大肠埃希菌、痢疾杆菌、伤寒杆菌、铜绿假单胞菌等。试验广谱抗生素时，感染菌株应包括金黄色葡萄球菌与革兰阴性菌各 1 ~ 2 种，每一种菌 2 株以上，并包括有临床分离的致病菌。

5. 5% 胃膜素悬液制备法，即称取胃膜素 5g 放于研钵内，加少量生理盐水研磨，边研边加水，最后加至 100ml，于 10 磅加压 10 分钟灭菌即可。临用时调整其 pH 至中性。

6. 将培养基的菌悬液依 10 倍顺序稀释使其浓度为 10^{-1}，10^{-2}、10^{-3}、……（即以 9ml 无菌生理盐水加 1ml 菌悬液为 10^{-1}，依此类推），选取适当浓度的菌悬液 0.1ml 接种于 MH 琼脂培养基平板上，轻轻推开菌液，注意不要碰到平板边缘，以免影响计数。共做 3 个平皿，都放入 37℃ 孵箱，培养 18 ~ 20 小时后计算菌落群数。平板玻璃盖可换为瓦盖（因瓦盖能吸水，可避免细菌在平板上繁殖成一片）。挑选平板上生长 30 ~ 300 个菌落的平板计数。一般取两个平板的平均数进行计算。根据细菌稀释浓度（一般为 10^{-4}、10^{-5}、10^{-6}、10^{-7}），算出每 1ml 菌的活菌数。如 10^{-6} 两个平板上生长菌落数为 68 ~ 70 个，平均为 69 个 /0.1ml，即每毫升有活菌数 690×10^{6}/ml 即 6.9×10^{8}/ml。

7. 做小鼠体内试验时常用的细菌的接种量见表 11 – 6。

表 11 – 6　做小鼠体内试验时常用的细菌的接种量

菌株	感染度	胃膜素稀释后	死亡时间（h）
金黄色葡萄球菌	10^{-2}	10^{-3}	24
大肠埃希菌	10^{-3}	10^{-4}	24
变形杆菌	10^{-4}	10^{-2}	24 ~ 48
铜绿假单胞菌	10^{-3}	10^{-4}	48 ~ 72

【思考题】

1. 抗菌药物的体内抗菌试验包括哪些基本步骤？应如何进行？
2. 治疗指数有何意义？

第十二章 其他实验

本章涉及热原检查、刺激性检查、过敏性检查、溶血性检查等制剂安全限度实验。

实验一 热原实验

【目的】

学习用家兔法检查注射剂内热源的步骤与判断方法。

【原理】

热原又称致热原，主要来自细菌的代谢产物。中草药含有有利于细菌生长繁殖的淀粉、糖、蛋白质等成分，如果在提取过程中在空气中暴露的时间过长，则容易被细菌污染而产生热原。《中国药典》规定的热原检查法系将一定剂量的供试品静脉注入家兔体内，在规定时间内，观察家兔体温升高的情况，以判定供试品中所含热原的限度是否符合规定。

【材料】

1. 器材　家兔固定箱，肛门温度计，20 或 30ml 注射器，针头，镊子，乙醇棉球。

2. 药品　5% 葡萄糖盐水注射液。

3. 动物　家兔，2~3kg，雌雄皆可。

【方法】

1. 实验前准备

（1）实验前 1~2 日将实验家兔放在同一温度的环境中。

（2）实验室和饲养室的温差不得 >5℃。

（3）室温：17~25℃，在实验过程中室温变化不得 >3℃。

（4）实验前至少 1 小时开始停止给食，并置于适宜的装置中。

（5）注射器、针头在 250℃烘箱中烘 30 分钟，也可用其他适宜的方法除去热原。

2. 检查法　取健康、无伤、无孕的家兔 3 只（实验当日家兔停食 2 小时）。

（1）注射前测体温（T），测 2 次（间隔 30 分钟）。ΔT（温差）≤0.2℃。

动物要求：供试用的家兔应健康合格，体重 =1.7~3.0kg，雌兔应无孕。T：38.0~39.6℃。

（2）测定家兔正常体温后 15 分钟内，自耳缘静脉缓缓注入规定量并温热至约 38℃的 5% 葡萄糖盐水注射溶液 10ml/kg。

（3）测 T 值 6 次（均间隔 30 分钟），以 6 次中最高的一次 T 减去正常的平均 T，即为该兔体温的升高温度(℃)。

【结果】

按表 12-1 记录实验结果。

表 12 - 1 热原检查结果

检查日期			室温		检查者	
检品名称			含量		批号	
兔号	1	2	3	4	5	6
性别						
体重						
第一次 T						
第二次 T						
平均 T						
注射供试品时间						
第一次 T						
第二次 T						
第三次 T						
第四次 T						
第五次 T						
第六次 T						
注射前后 ΔT						
检查结论						

结果判断：

如 3 只家兔中有 1 只 T 升高 0.6℃ 或 >0.6℃，或 3 只家兔 T 升高均 <0.6℃，但 3 只家兔的 T 升高总和达 1.3℃ 或 >1.3℃，应另取 5 只家兔复试。

合格：①在初试的 3 只家兔中，T 升高均 <0.6℃，并且 3 只家兔 T 升高总和 <1.3℃；②或在复试的 5 只家兔中，T 升高 0.6℃ 或 >0.6℃ 的家兔不超过 1 只，并且初试、复试合并 8 只家兔的 T 升高总和为 3.5℃ 或 <3.5℃，均判断为供试品的热原检查符合规定。

不合格：①在初试的 3 只家兔中，T 升高 0.6℃ 或 >0.6℃ 的家兔超过 1 只；②或在复试的 5 只家兔中，T 升高 0.6℃ 或 >0.6℃ 的家兔超过 1 只；③或初试、复试合并 8 只家兔的 T 升高总和 >3.5℃，均判断为供试品的热原检查不符合规定。

当家兔升温为负值时，均以 0℃ 计。

【注意】

1. 热原检查法是一种绝对方法，没有标准品同时进行实验比较，是以规定动物发热反应的程度来判断的。影响动物体温变化的因素又较多，因此必须严格按照要求的条件进行实验。

2. 给家兔测温或注射药液时动作应轻柔，以免引起动物挣扎而使体温波动。测量家兔体温应使用精密度为 ±0.1℃ 的测温装置。测温时，在测温探头或肛温计上涂少许液体石蜡，轻轻插入肛门约 6cm 深，测温时间至少 1.5 分钟，每兔各次测温最好用同一体温计，且测温时间相同，以减少误差。

3. 家兔热原检测的优点是能够反映热原引起的哺乳动物复杂的升温过程，该方法不但能检测出细菌内毒素的致热原，也能检查出非细菌内毒素的致热原，并且适用于检查较多种类的热原物质。家兔检测内毒素的灵敏度为 0.001g/ml，实验结果接近人体的真实情况，但操作繁琐、费时，灵敏度低，结果重复性差，不能定量反映热原物质的含量，只能给出阴性或阳性的结果。

【思考题】

热原检查时对家兔有何要求？实验中须注意什么？

实验二　溶血性实验

【目的】

通过本实验认识溶血实验测定的意义，掌握溶血实验的基本操作。

【原理】

溶血系指红细胞破裂、溶解的一种现象。多种中草药（如人参、桔梗、远志和甘草等）含有皂苷，可引起溶血。为了保证用药安全，以中草药制成的注射剂（特别是供静脉注射者）应考虑作溶血检查。

【材料】

1. 器材　离心机，离心管，小烧杯，竹签或玻棒（去纤维蛋白用），试管，试管架，吸管，恒温箱或恒温水浴锅等。

2. 药品　5%桔梗溶液，生理盐水（NS），蒸馏水。

3. 动物　家兔，2~3kg，雌雄不拘。

【方法】

1. 2%红细胞混悬液的制备　取健康兔血（约20ml），加入含玻璃珠的锥形瓶中振摇10分钟，或用玻璃棒/棉签以水平方向、匀速搅动血液，除去纤维蛋白原，使成脱纤血液。加入0.9%氯化钠溶液约10倍量，摇匀，以1000~1500r/min离心15分钟，除去上清液，沉淀的红细胞再用0.9%氯化钠溶液按上述方法洗涤2~3次，至上清液不显红色为止。将所得红细胞用0.9%氯化钠溶液配成2%的红细胞混悬液，供实验用。

2. 供试品溶液的制备　5%桔梗溶液（除另有规定外，临床用于非血管内给药的注射剂，以各药品使用说明书规定的临床使用浓度），用0.9%氯化钠溶液1:3稀释后作为供试品溶液。

3. 检查法　取洁净试管5支，编号，1、2号管为供试品管，3号管为阴性对照管，4号管为阳性对照管，5号管为供试品对照管。按下表所示依次加入2%红细胞混悬液、0.9%氯化钠溶液或蒸馏水，混匀后，立即置（37±0.5）℃的恒温箱或水浴中进行温育3小时后观察溶血和凝聚反应。

【结果】

将结果填入表12-2。

表12-2　溶血性检查结果

试管编号	1	2	3	4	5
2%红细胞混悬液（ml）	2.5	2.5	2.5	2.5	
0.9%氯化钠溶液（ml）	2.2	2.2	2.5		4.7
蒸馏水（ml）				2.5	
供试品溶液（ml）	0.3	0.3			0.3
结果					

注："+"表示溶血或凝聚；"-"表示不溶血或不凝聚；"±"表示部分溶血或凝聚。

如实验中的溶液呈澄明红色，管底无细胞残留或有少量红细胞残留，表明有溶血发生；如红细胞全部下沉，上清液无色澄明，或上清液虽有色澄明，但1号管和5号管比色无明显差异，则表明无溶血发生。

若溶液中有棕红色或红棕色絮状沉淀，振摇后不分散，表明有红细胞凝聚发生。如有红细胞凝聚的现象，可按下法进一步判断是凝聚还是假凝聚。若凝聚物在试管振荡后又能均匀分散，或将凝聚物置于载玻片上，在载玻片边缘滴加 2 滴 0.9% 氯化钠溶液，置显微镜下观察，凝聚红细胞能被冲散者为假凝聚，若凝聚物不被摇散或载玻片上不被冲散者为凝聚。

结果判断：当阴性对照管无溶血和凝聚发生，阳性对照管有溶血发生时，若供试品管中的溶液在 3 小时内不发生溶血和凝聚，判供试品符合规定；若供试品管中的溶液在 3 小时内发生溶血和（或）凝聚，判供试品不符合规定。

【注意】

1. 兔心脏取血法，背位固定，消毒皮肤，用 8 或 9 号针头，20ml 注射器（消毒、干燥），在心脏搏动最明显处作穿刺，针头感到心脏跳动时，再将针头刺进心脏，取血后，迅速将针头拔出，这样心肌上的穿孔较易闭合。

2. 溶血性实验试管法是通过肉眼来观察溶血情况，方便，快捷，但有色泽的中药注射剂对结果判断的影响较大，难以评价溶血程度，考虑实验本身与临床实际应用存在一定的差异，故建议应根据受试物适应证的选择和受试物的特性等诸多因素进行综合分析和判断。

3. 加液顺序：红细胞混悬液→供试品。阳性对照品：蒸馏水。

【思考题】

与药物有关的哪些因素可以引起溶血现象？如何进行溶血性实验？

▷ 实验三　药物过敏实验

【目的】

学习豚鼠药物过敏实验的方法及结果评定标准。

【原理】

当药物作为抗原（过敏源，如异种血清、微生物代谢产物、花粉、某些药物或食物等）或半抗原初次进入体内，刺激机体产生相应的抗体（IgE）。当同样药物再次进入机体，抗原与抗体结合形成的抗原抗体复合物，刺激肥大细胞及嗜碱性细胞释放活性介质，从而引起局部水肿、抓鼻、竖毛、呼吸困难、窒息、痉挛，甚至休克死亡。此实验属于药物的安全限度实验。

本实验是用于考察注射剂是否安全的指标之一，是目前较公认的一种全身过敏性实验。凡供注射用的生化制剂、动物脏器制剂以及含异性蛋白较多的中草药制剂都须考虑进行此项实验。

【材料】

1. 器材　注射器及针头，剪刀，乙醇棉球。

2. 药品　10% 右旋糖酐溶液。

3. 动物　健康豚鼠，体重 250 ~ 350g，雌鼠应无孕。

【方法】

1. 供试品溶液的制备　10% 右旋糖酐溶液。

2. 检查法　除另有规定外，取上述豚鼠 6 只，隔日每只每次腹腔或适宜的途径注射供试品溶液 0.5ml，共 3 次，进行致敏。每日观察每只动物的行为和体征，首次致敏和激发前称量并记录每只动物的体重。然后将其均分为 2 组，每组 3 只，1 组在首次注射后第 14 日，2 组在第 21 日，由静脉注射供试品溶液 1ml 进行激发。观察激发后 30 分钟内动物有无过敏反应症状。

【结果】

按下述要求做好详细记录。

1. 供试品的名称、主药含量、理化性状、生产单位及批号。

2. 豚鼠的性别和体重。

3. 每次注射供试品的日期、途径及剂量。处于致敏状态的机体再次接受抗原注射后的反应及实验结论。实验过程记录于表 12 - 3。

表 12 - 3   右旋糖酐对豚鼠过敏性实验结果

动物编号		性别	体重（g）	致敏日期			过敏日期	反应
				第 1 次	第 2 次	第 3 次		
1组	1							
	2							
	3							
2组	4							
	5							
	6							

结果判断：如两组豚鼠均未出现明显的过敏反应，可认为该供试品过敏反应实验阴性；如有反应可按表 12 - 4 及表 12 - 5 进行评价，判定其是否合格。

表 12 - 4   过敏反应症状

反应分级	症状	反应分级	症状	反应分级	症状
0	正常	7	呼吸急促	14	步态不稳
1	不安宁	8	排尿	15	跳跃
2	立毛	9	排粪	16	喘息
3	发抖	10	流泪	17	痉挛
4	搔鼻	11	呼吸困难	18	横转
5	喷嚏	12	啰音	19	潮式呼吸
6	咳嗽	13	紫癜	20	死亡

表 12 - 5   全身致敏性评价标准

反应症状	反应级数		过敏判断
0	0	-	过敏反应阴性
1 ~ 4 症状	1	+	过敏反应弱阳性
1 ~ 10 症状	2	+ +	过敏反应阳性
1 ~ 19 症状	3	+ + +	过敏反应强阳性
20	4	+ + + +	过敏反应极强阳性

反应级数达 2 级以上（包括 2 级）时，可认为该供试品过敏反应实验阳性。

【注意】

1. 实验动物中以壮龄豚鼠对过敏反应最敏感，为首选动物。做过过敏性实验的动物不能重复使用。

2. 如发生过敏反应，则在第 14 日和第 21 日注药后几分钟内豚鼠就表现为兴奋不安、呼吸困难、迅速窒息死亡。

【思考题】

为什么要选用豚鼠来做过敏性实验？为什么要分次、间断给药？

⊛ 实验四 药物刺激性实验

【目的】

学习刺激性实验的意义，掌握刺激性实验的操作及结果判定方法。

【原理】

药物刺激性实验，是将药物用于局部组织，观察药物是否引起组织红肿、出血、变性、坏死等症状。一般供皮下或肌内注射的新产品或滴眼、滴鼻、栓剂等制剂需进行刺激性实验。所获得的结果可供了解该制剂的毒性以及作为选择合理给药方法的参考。

【材料】

1. 器材 注射器、针头，手术剪，镊子，兔固定箱，乙醇棉球。
2. 药品 1%酒石酸锑钾溶液，生理盐水。
3. 动物 家兔，2~3kg，雌雄皆可。

【方法】

实验时取健康家兔2只，剪去后肢外侧兔毛，分别于一侧后肢的股四头肌处注射1%酒石酸锑钾注射液2ml，于另一侧后肢的对应部位注射同容积的灭菌生理盐水作为对照。48小时后由耳缘静脉注入空气处死。解剖取出股四头肌，纵向切开，观察注射部位肌肉组织的反应。并按表12-6评价并记录刺激反应强度。

表 12-6 刺激反应评分分级

反应级别	刺激反应现象
0	无明显变化
1	轻度充血，范围在0.5cm×1.0cm以下
2	中度充血，范围在0.5cm×1.0cm以上
3	重度充血，伴有肌肉变性
4	肌肉坏死，有褐色变性
5	广泛性坏死

【结果】

按表12-7记录实验结果。

表 12-7 药物刺激性结果

兔号	给药部位	药物	结果	反应级数
1				
2				

【注意】

1. 兔股四头肌处注射时必须注意严格消毒以防感染。注射器及针头高压灭菌，用药部位应用乙醇消毒。必要时可取小块组织做病理切片，观察有无炎症现象。

2. 家兔股四头肌法：本法适用于检查供肌内注射用制剂的刺激性。实验滴眼剂和其他黏膜用药的刺激性实验则采用家兔眼结膜法。

【思考题】

1. 刺激性实验适用的范围是什么？

2. 兔股四头肌法的主要步骤及判断指标是什么？

第十三章 综合性实验

第一节 概 述

综合性实验是把单独实验有机地结合起来，为完成某一特定的任务服务，这与科研和实际工作的情况相似，从而更有利于培养学生的独立思考能力和综合分析能力，学生可根据以前的药理实验或查阅相关资料，独立或分小组进行实验设计，拟订方案，然后进行具体实验。要求将取得的实验数据进行适当的处理和分析，做出正确的结论，并写出合格的报告或总结。下面结合具体实例，谈谈基本步骤。

例如，从某中药中提取出某一种有效成分，可能具有镇痛、抗炎作用，在确定是否作为新药开发之前，请为该有效成分的有效性和安全性作一初步评价。

1. 明确目的 要根据课题要求，确切了解实验要解决的问题是什么，有什么意义。在本例中，要解决的问题是对这种有效成分为的有效性和安全性作一初步评价，为进一步决策提供实验依据。

2. 认真查阅文献 查阅本书中有关章节及药理学中有关理论部分，在以后工作中，应在图书馆及互联网上查找新近的有关资料或有关工具书，周密考虑有哪些方法可解决所提出的问题。

3. 周密设计实验 应根据所在实验室的具体条件考虑如何安排实验，采用什么动物；什么指标，多少例数；如何分组，如何安排用药顺序，如何初步确定药品剂量等。在本例中，可测定其 LD_{50}，并测定其镇痛或抗炎的 ED_{50}，即可计算出治疗指数，对毒性和安全性有一个初步了解；再做 $1\sim2$ 个镇痛实验和 $1\sim2$ 项抗炎实验，对其镇痛、抗炎作用作出初步评价。

4. 客观观察与记录 要全面细致地做好原始记录，不要遗漏信息，更不要忽视例外情况。

5. 数据整理和总结 用图或表简明表述实验结果，并对实验结果进行统计学分析和做出结论，撰写论文报告。论文分前言（研究本课题的目的，本课题的研究现状）。实验方案，实验结果讨论与小结5部分撰写，文字要简练。

第二节 未知物的鉴定及实验设计训练

【目的】

在所学的理论知识和实验操作的基础上，通过鉴别实验，训练实验设计能力，掌握各类药物的作用特点及机制，培养学生综合分析问题的能力。

【原理】

不同的药物对实验动物的某一组织或某一器官的影响效应不同，原理也不同，通过观察药物的效应，选用工具药可鉴别它们。

在解答下列题目时，可根据题目的要求，选用合适的动物或离体器官进行实验。

实验一 作用于传出神经系统药物的鉴别实验

题1：在分装盐酸肾上腺素和重酒石酸去甲肾上腺素时，忘记及时贴标签，且从性状方面难以区分。请设计动物实验进行鉴别，以便确定哪一瓶是肾上腺素，哪一瓶是去甲肾上腺素。

题2：四瓶外观相同的澄明溶液，分别可能为氯化钡溶液、乙酰胆碱溶液、生理盐水、阿托品溶液。请设计实验进行鉴定。

题3：有一种作用于交感神经系统药物，可能是异丙肾上腺素，多巴胺，普萘洛尔或妥拉唑林，请设计一种最简单的实验程序，鉴定出是哪种药物。

题4：一种未知药物粉剂，可能是硫酸阿托品，也可能是盐酸肾上腺素，现在只有一只家兔可供做一天实验，但不得动手术或处死动物，请设计实验，鉴定出是什么药物。

实验二　作用于中枢神经系统药物的鉴别实验

题5：现在有 A、B、C 3 种药物溶液，已知它们是氯丙嗪、地西泮、尼可刹米，请通过实验证明 A、B、C 各是什么药。

◈ 第三节　药理学科技论文写作

药理学的研究范畴包括实验药理学、实验治疗和临床药理学。前两种研究是以实验动物、疾病动物模型或器官、组织、细胞、亚细胞、受体等为实验对象，进行药物药效学和药动学研究，也是药理学科技论文涉及最多的领域。

高质量的药理学科技论文，必然基于严谨的实验设计、科学的实验方法、准确的实验结果，以及合理的结果分析，应逻辑清晰、详略得当。为此，本节将按照科技论文的格式要求，简要介绍药理学科技论文的写作要求和技巧。

1. 科技论文写作的基本要求　药理学研究论文是建立在科学实验工作基础之上的。科学的实验设计才能得出准确可靠的实验结果，随机、对照、重复是药理学实验设计的三大原则。同时，正确的写作方法和写作技巧，才能准确的反映客观事实。药理学论文的基本要求是科学性、实用性、创造性、逻辑性。

（1）科学性　论文的科学性主要表现在实验设计是否合理、结果是否真实可靠、数据分析方法是否恰当，这些必须建立在实事求是的基础上，不能有半点虚假。每一个事实材料都要准确无误，定性、定量分析要准确。只有定性准确才能确切地反映事实的本质特征；只有定量准确，才能精确的表现事实的数量关系。同时，推理要谨慎，结论要准确。

（2）实用性和创造性　论文主要是反应研究者在药理学科研和教学工作中的新发现、新观点、新知识和新创造。药理学科技论文还应该具有一定的应用价值，为医学或药学研究的发展提供科学论据或新知识，为人类自然科学知识宝库作贡献，否则，研究就失去了意义。

（3）逻辑性　全文结构要严谨，内容层次要分明，论证有力，说理透彻，取材详略得当，文字简洁通畅。写作时要遵循逻辑规则，借助于概念、判断、推理等思维形式进行叙述和讨论。

①概念要明确：概念是科学思维的基本细胞，是事实本质的反映，写作中涉及的每一个概念，都应该明确、准确，正确地表达思想。

②判断要正确：论文的论题、论点要恰当地反映研究对象的性质、条件或联系，对所阐述的内容要根据理论知识和事实依据进行正确的判断。

③推理要严密：一篇好的论文，应是材料与观点的统一，论题和论据的统一，判断和推理的统一。逻辑推理时要抓住主要矛盾，充分思考，从而引出新观点和独到的见解。

2. 药理学科技论文的结构层次　科技论文基本遵循统一的形式，包括标题、摘要、关键词、引言、材料和方法、结果、讨论、结论等几个部分，以及作者姓名、工作单位、致谢，必要时附上补充支持材料。

（1）标题　论文的标题不仅仅是精练地表达论文主要内容，更要明确体现文章的核心思想，因此，标题要与研究内容一致，并且要具体、确切，即文章要"切题"。一般来说，标题应包含科研设计的三要素：研究对象、处理因素和观察指标。标题应高度概括全文内容，用词准确、语句通顺、科学严谨，并且精练、简洁。读者见到标题后，能对文章性质及所表述观点或结论有基本了解。

（2）关键词　关键词是读者进行文献搜索时的重要依据，准确、恰当的关键词能方便论文被检索，增加文章的影响力。因此，关键词的选择可依据以下原则进行：①是论文中的核心概念或主题词；②使用广泛、规范，最好已收录在文献索引的词库中；③避免生僻自造词。关键词可以从论文的标题中提取，数量一般为3~5个，其顺序应当遵照重要性程度从高到低排列。

（3）摘要　摘要应该让读者快速准确地掌握论文的基本内容，通常摘要不超过600字，阐明主要研究目的，简要描述研究方法，总结研究结果，并给出主要的结论。虽然摘要篇幅很短，似乎只是文章的概要，但实际上，读者常通过摘要来判断论文是否与其感兴趣的知识点有关，从而决定是否继续阅读全文。因此，摘要是一篇文章的"脸面"，通常在正文全部完成后，再进行提炼。

（4）引言　引言部分首先要交代所研究课题的现状，提出目前尚未解决的科学问题，也就是研究者为什么要做该项研究。在引言中，需要描述或定义文中常用的主要术语。但引言不是综述，往往只需点到为止，而不应无限度展开。总之，交代现状、提出问题、点明研究目的是引言的主要任务。

（5）材料与方法　材料与方法是论文中最容易写的部分，但这部分却是审稿人最容易提出问题的部分。科学研究的基本要求是研究结果能够被重复，而快速判定结果能否被重复的途径就是作者所描述的材料与方法。因此，如果材料与方法表述不清，就有可能导致审稿人或读者对作者是否采取了正确可行的研究方法和技术，或实验能否被重复产生怀疑。

对材料的描述应清楚、准确地交代研究对象（样品或产品、动物、植物、患者）的数量、来源和准备方法。若采用具商标名的仪器、化学试剂或药品时，还应对仪器的型号、试剂或药品的纯度和制造商给予说明，但必须以完整句子的形式简洁、准确描述，而不是记流水账。对实验方法的描述要详略得当、重点突出，为下面结果的描述打下伏笔，以保持论文的一致性并方便读者阅读。有些成熟的方法，简述即可，并引用相关参考文献；但如果是自创方法，则应详细描述，尤其提出改进点和注意点，以表明其创新性。数据统计分析方法的选择要合理。普通的统计方法无需评论或解释；先进或不常见的统计方法需要适当引用文献。

（6）结果　结果的写作顺序最好与方法的一致，并采用相应的标题，分段逐步描述，通常需要运用文字、图、表结合。所有有关的实验指标应以适当的形式表达，并应该高度精练。信息量大和/或非重要结果可以总结在表中，重要结果或信息量小的结果可用图表示。概括性的结果表述或对有统计学意义或临床重大意义的结果，应在正文中表述。相应的图表编号最好放在这些结果表述句末的括号中。

（7）讨论　讨论是结果逻辑的延伸，通过对结果进行合理的解释和推断，必要时与他人的研究结果进行比较，得出恰当的结论。其内容涵盖本文的原理和概念，材料和方法的优劣，对结果的分析与评价，从结果引出的推理和结论，以及其含义与实际应用的各种可能性，存在问题及今后研究方向等。讨论一定要立论严谨，紧扣文中结果，力戒空泛的讨论和不必要的过分引申。

事实上，研究结果没有绝对的对和错，但推测一定要符合逻辑。论文之所以有价值不是因为做了大量的工作，得到了大批的结果，而在于它的创新性，即新观察，新发现、新方法、新观点、新见解、新理论（假设）等。临床研究的新意在于新疗法，新诊断，新观察；基础研究的新意则在于新方法，新发现和新理论（假设）。任何新理论（假设）都是建立在大量的研究基础上的，但每项研究都有添砖加瓦的作用。因此，在讨论中一定要基于研究结果，结合他人的相关结果，有逻辑性地提出新的理论（假设），突出文章的新意和亮点。

（8）结论　结论是全文内容的高度升华和概括，是论文最后的论断。结论的措辞一定要严谨，必须力求准确、恰当、精炼。结论必须是从论文引出，是理论上的再提高。凡在结果和讨论中未提到，或论据不足的内容，不能在结论中出现。

（9）致谢　该部分往往包括两个部分。第一是课题基金来源。基金来源对于结题非常重要，因而需要仔细填写，确保基金单位和基金号的准确。另一部分是对所有在课题设计、实验过程以及论文撰写中有帮助但其贡献还不足以成为共同作者的单位和个人的感谢。致谢既是出于礼貌，也是一种文德的要求。

（10）参考文献　参考文献的插入可使用一些参考文献管理软件如 Endnote 等完成，能有效缩短查找、转抄和整理参考文献的时间，而且也不容易出错。文献的格式一定要根据目标杂志要求进行调整，因为不同杂志对参考文献格式有不同的要求。

总之，药理学科技论文的写作要求是格式规范、内容充实、逻辑严谨、说理透彻，即要详略得当、无所遗漏，又要表达清晰，切忌芜杂冗长。起草完成后，还需反复修改数次，经过字斟句酌、反复推敲才能定稿。论文的质量不仅与实验设计和完成情况有关，也与写作和修改有密切的关系。